1528769

D1986000

Kohlhammer

Der Autor

Lutz Wittmann, Prof. Dr. phil., Diplom-Psychologe, Psychotherapieausbildung am Psychoanalytischen Seminar Zürich, Professur für psychodynamische Psychotherapie und Psychotherapieforschung und Leiter der Hochschulambulanz (2015-2020) an der International Psychoanalytic University Berlin. Co-Leiter der Traumasprechstunde am UniversitätsSpital Zürich (2011-2013) und Mitglied des Vorstands der *European Society for Traumatic Stress Studies* (2011-2016). Seit 2014 *International Editor* des APA-Journals *Psychoanalytic Psychology*.

Lutz Wittmann

Trauma

Psychodynamik – Therapie – Empirie

Ausgeschieden
von den
Stadt Wien Büchereien

Büchereien Wien
Am Gürtel
Magistratsabteilung 13
7, Urban-Loritz-Platz 2a
A-1070 Wien

Verlag W. Kohlhammer

Dieses Werk einschließlich aller seiner Teile ist urheberrechtlich geschützt. Jede Verwendung außerhalb der engen Grenzen des Urheberrechts ist ohne Zustimmung des Verlags unzulässig und strafbar. Das gilt insbesondere für Vervielfältigungen, Übersetzungen und für die Einspeicherung und Verarbeitung in elektronischen Systemen.

Pharmakologische Daten verändern sich ständig. Verlag und Autoren tragen dafür Sorge, dass alle gemachten Angaben dem derzeitigen Wissensstand entsprechen. Eine Haftung hierfür kann jedoch nicht übernommen werden. Es empfiehlt sich, die Angaben anhand des Beipackzettels und der entsprechenden Fachinformationen zu überprüfen. Aufgrund der Auswahl häufig angewendeter Arzneimittel besteht kein Anspruch auf Vollständigkeit.

Die Wiedergabe von Warenbezeichnungen, Handelsnamen und sonstigen Kennzeichen berechtigt nicht zu der Annahme, dass diese frei benutzt werden dürfen. Vielmehr kann es sich auch dann um eingetragene Warenzeichen oder sonstige geschützte Kennzeichen handeln, wenn sie nicht eigens als solche gekennzeichnet sind.

Es konnten nicht alle Rechtsinhaber von Abbildungen ermittelt werden. Sollte dem Verlag gegenüber der Nachweis der Rechtsinhaberschaft geführt werden, wird das branchenübliche Honorar nachträglich gezahlt.

Dieses Werk enthält Hinweise/Links zu externen Websites Dritter, auf deren Inhalt der Verlag keinen Einfluss hat und die der Haftung der jeweiligen Seitenanbieter oder -betreiber unterliegen. Zum Zeitpunkt der Verlinkung wurden die externen Websites auf mögliche Rechtsverstöße überprüft und dabei keine Rechtsverletzung festgestellt. Ohne konkrete Hinweise auf eine solche Rechtsverletzung ist eine permanente inhaltliche Kontrolle der verlinkten Seiten nicht zumutbar. Sollten jedoch Rechtsverletzungen bekannt werden, werden die betroffenen externen Links soweit möglich unverzüglich entfernt.

1. Auflage 2020

Alle Rechte vorbehalten
© W. Kohlhammer GmbH, Stuttgart
Gesamtherstellung: W. Kohlhammer GmbH, Stuttgart

Print:
ISBN 978-3-17-022691-3

E-Book-Formate:
pdf: ISBN 978-3-17-033646-9
epub: ISBN 978-3-17-033647-6
mobi: ISBN 978-3-17-033648-3

Geleitwort zur Reihe

Die Psychoanalyse hat auch im 21. Jahrhundert nichts von ihrer Bedeutung und Faszination verloren. Sie hat sich im Laufe ihres nun mehr als einhundertjährigen Bestehens zu einer vielfältigen und durchaus auch heterogenen Wissenschaft entwickelt, mit einem reichhaltigen theoretischen Fundus sowie einer breiten Ausrichtung ihrer Anwendungen.

In dieser Buchreihe werden die grundlegenden Konzepte, Methoden und Anwendungen der modernen Psychoanalyse allgemeinverständlich dargestellt. Worin besteht die genuin psychoanalytische Sichtweise auf Forschungsgegenstände wie z. B. unbewusste Prozesse, Wahrnehmen, Denken, Affekt, Trieb/Motiv/Instinkt, Kindheit, Entwicklung, Persönlichkeit, Konflikt, Trauma, Behandlung, Interaktion, Gruppe, Kultur, Gesellschaft u. a. m.? Anders als bei psychologischen Theorien und deren Überprüfung mittels empirischer Methoden ist der Ausgangspunkt der psychoanalytischen Theoriebildung und Konzeptforschung in der Regel zunächst die analytische Situation, in der dichte Erkenntnisse gewonnen werden. In weiteren Schritten können diese methodisch trianguliert werden: durch Konzeptforschung, Grundlagenforschung, experimentelle Überprüfung, Heranziehung von Befunden aus den Nachbarwissenschaften sowie Psychotherapieforschung.

Seit ihren Anfängen hat sich die Psychoanalyse nicht nur als eine psychologische Betrachtungsweise verstanden, sondern auch kulturwissenschaftliche, sozialwissenschaftliche sowie geisteswissenschaftliche Perspektiven hinzugezogen. Bereits Freud machte ja nicht nur Anleihen bei den Metaphern der Naturwissenschaft des 19. Jahrhunderts, sondern entwickelte die Psychoanalyse im engen Austausch mit geistes- und kulturwissenschaftlichen Erkenntnissen. In den letzten Jahren sind vor allem neurowissenschaftliche und kognitionspsychologische Konzepte und Befunde hinzugekommen. Dennoch war und ist die klinische Situation mit ihren spezifischen Methoden der Ursprung psychoanalytischer Erkenntnisse. Der Blick auf die Nachbarwissenschaften kann je nach Fragestellung und Untersuchungsgegenstand bereichernd sein, ohne dabei allerdings das psychoanalytische Anliegen, mit spezifischer Methodik Aufschlüsse über unbewusste Prozesse zu gewinnen, aus den Augen zu verlieren.

Auch wenn psychoanalytische Erkenntnisse zunächst einmal in der genuin psychoanalytischen Diskursebene verbleiben, bilden implizite Konstrukte aus einschlägigen Nachbarwissenschaften einen stillschweigenden Hintergrund wie z. B. die derzeitige Unterscheidung von zwei grundlegenden Gedächtnissystemen. Eine Betrachtung über die unterschiedlichen Perspektiven kann den spezifisch psychoanalytischen Zugang jedoch noch einmal verdeutlichen.

Der interdisziplinäre Austausch wird auf verschiedene Weise erfolgen: Zum einen bei der Fragestellung, inwieweit z. B. Klinische Psychologie, Entwicklungspsychologie, Entwicklungspsychopathologie, Neurobiologie, Medizinische Anthropologie zur teilweisen Klärung von psychoanalytischen Kontroversen beitragen können, zum anderen inwieweit die psychoanalytische Perspektive bei der Beschäftigung mit den obigen Fächern, aber auch z. B. bei politischen, sozial-, kultur-, sprach-, literatur- und kunstwissenschaftlichen Themen eine wesentliche Bereicherung bringen kann.

In der Psychoanalyse fehlen derzeit gut verständliche Einführungen in die verschiedenen Themenbereiche, die den gegenwärtigen Kenntnisstand nicht nur klassisch freudianisch oder auf eine bestimmte Richtung bezogen, sondern nach Möglichkeit auch richtungsübergreifend und Gemeinsamkeiten aufzeigend darstellen. Deshalb wird in dieser Reihe auch auf einen allgemein verständlichen Stil besonderer Wert gelegt.

Wir haben die Hoffnung, dass die einzelnen Bände für den psychotherapeutischen Praktiker in gleichem Maße gewinnbringend sein können wie auch für sozial- und kulturwissenschaftlich interessierte Leser, die sich einen Überblick über Konzepte, Methoden und Anwendungen der modernen Psychoanalyse verschaffen wollen.

Die Herausgeberinnen und Herausgeber
Cord Benecke, Lilli Gast,
Marianne Leuzinger-Bohleber und Wolfgang Mertens

Vorwort

Aus dem vielstimmigen Chor der Psychotraumatologie will der vorliegende Band den psychoanalytischen Beitrag hervorheben, ohne ihm die Rolle eines Solisten zuzumuten. Eine kurze historische Einleitung (▶ Kap. 1) zeigt dabei auf, wie häufig in zeitgenössischen Konzerten Themen erklingen, welche an psychodynamische KomponistInnen erinnern, ohne dass ihre UrheberInnen den Programmheften in offensichtlicher Weise zu entnehmen wären. Danach (▶ Kap. 2) werden zentrale Dimensionen eines psychoanalytischen Traumakonzepts entwickelt und mit alternativen Erklärungsansätzen sowie empirischen Daten (▶ Kap. 3) verglichen. Das klinische Herzstück dieses Bandes stellen die beiden folgenden Kapitel (▶ Kap. 4, ▶ Kap. 5) dar. Zunächst wird geprüft, wie groß der Bedarf an wirklich alternativen Behandlungsansätzen ist, wenn die aktuelle Forschungslage zur Traumatherapie kritisch gewürdigt wird (▶ Kap. 4). Im Anschluss daran werden diejenigen psychoanalytischen Behandlungsprinzipien zusammengestellt, welche sich in der Erfahrung des Autors in der Arbeit mit Menschen nach traumatischen Erfahrungen bewährt haben (▶ Kap. 5). Mit Dissoziation und Albtraum widmen die beiden Folgekapitel ihren Fokus zwei Symptomen, welchen eine Schlüsselrolle für das Verständnis des Traumakonzepts zukommen könnte (▶ Kap. 6, ▶ Kap. 7). Im abschließenden Kapitel (▶ Kap. 8) wird im Zusammenhang von Bindungs- und Mentalisierungstheorie sowie dem Konstrukt des epistemischen Vertrauens die Fruchtbarkeit empirischer Forschung, aber auch die Notwendigkeit einer kritischen Distanz zu ihren Ergebnissen und Interpretationen evident. Zur über diese thematische Selektion hinausgehenden Eingrenzung liegt eine übergreifende Schwerpunktsetzung im Bereich traumatischer Ereignisse im Erwachsenenalter. Die Betrachtung der genannten psychotraumatologischen Felder erfolgt dabei unter systematischer Berücksichtigung und Integration der konzeptuell-theoretischen, praktisch-klinischen und wissenschaftlich-empirischen Perspektive.

Dank

Mein Dank gilt zunächst den Herausgebern dieser Reihe, welche mir mit der Einladung zu diesem Beitrag ein besonderes Vertrauen ausgesprochen haben. Für die großzügige Förderung meiner wissenschaftlichen Schritte ins Gebiet der Psychotraumatologie bin ich Prof. Dr. Ulrich Schnyder außerordentlich verbunden. Diese Schritte wären jedoch ohne die Erfahrung der klinischen Arbeit mit Menschen, welche unter den strukturzersetzenden Folgen traumatischer Erfahrungen litten, oberflächlich geblieben. Diesen Menschen, welche ich bei ihren Verarbeitungsprozessen begleiten durfte, und dem Psychoanalytischen Seminar Zürich, ganz besonders aber meinem Supervisor Heini Schwob, welche wiederum mich hierbei begleiteten, gilt mein besonderer Dank.

Inhalt

1 Psychotraumatologie und Psychoanalyse: eine bewährte Legierung wird entmischt

Einführung

Bereits in den *Studien über Hysterie* (Freud & Breuer, 1895/1987) stehen traumatische Erfahrungen und ihre Folgen – damals noch unter dem diagnostischen Schlagwort der traumatischen Hysterie – im Fokus der Aufmerksamkeit. Hiermit wird deutlich, dass keine andere Psychotherapieschule auf eine so lange Auseinandersetzung mit dem Konzept des Traumas zurückblickt wie die Psychoanalyse. Zentrale Phasen der Entwicklung der Psychotraumatologie seit dem ausgehenden 19. Jahrhundert werden im Folgenden blitzlichtartig beleuchtet. Einerseits werden dabei jeweils zeitgenössische psychoanalytische Beiträge betont. Anderseits werden so die psychodynamischen Wurzeln zahlreicher heute gebräuchlicher Konzepte der Psychotraumatologie freigelegt. Abschließend wird die Frage nach der Signifikanz des aktuellen psychodynamischen Beitrags und ihrer Außenwahrnehmung formuliert.

Lernziele

- Übersicht über die Phasen der Entwicklung der modernen Psychotraumatologie und des sich hierin abbildenden Wechsels von Anerkennung und Leugnung der Bedeutung traumatischer Erfahrungen seitens der *scientific community*.
- Kennenlernen zentraler psychotraumatologischer Konstrukte, deren psychodynamische Ursprünge einer weitgehenden Amnesie verfallen sind.

- Würdigung und Relativierung des psychoanalytischen Beitrags im Kanon der Psychotraumatologie.

Der Basler Psychoanalytiker Christian Kläui unterteilt die Entwicklung der Psychoanalyse in drei Phasen (Kläui, 2010). Im Zentrum der ersten Phase stehen das Symptom und seine Beseitigung. In der Behandlung der traumatischen Hysterie (Freud & Breuer, 1895/1987) strebt Freud die Auflösung des Symptoms per Wiederherstellung der Erinnerung an. Bald jedoch werden die Grenzen eines rein symptomfokussierten Ansatzes sichtbar. In der Behandlung von Dora erkennt Freud (1905) schließlich, dass sich die Symptome seiner PatientInnen nicht nur in zwischenmenschlichen Beziehungserfahrungen begründen, sondern dass sich die so geprägten Muster auch in der therapeutischen Beziehung aktualisieren. Nichtberücksichtigung dieses Übertragungsgeschehens, so erkennt Freud, gefährdet den Erfolg einer rein symptomzentrierten Behandlung. Diese zweite Phase steht also im Zeichen der Analyse der Übertragung, der Auflösung des malignen Einflusses unserer inneren, auf frühe Interaktionserfahrungen zurückgehenden Beziehungsmodelle. Die dritte Phase beginnt gemäß Kläui mit den späten Schriften Freuds (Freud, 1920, 1937) und wird vom Autor anhand von Referenzen zur Psychoanalyse Lacans präzisiert. Freud erkennt, »dass die Übertragung, indem sie die Liebeskonstellationen der Kindheit wieder aufleben lässt, auch die traumatischen Momente des Scheiterns in unseren Begegnungen mit den geliebten Anderen zur Wiederkehr bringt« (Kläui, 2010, S. 384). Seine Theoriebildung greift dies mit Konzepten wie Wiederholungszwang und negativer therapeutischer Reaktion auf. Kläui postuliert so eine Mangelanthropologie:

> »Denn die Norm, die mit einer so verstandenen Psychoanalyse ins Spiel kommt, heisst eigentlich: normal ist die Kluft in uns selbst, die sich nie schliessen lässt, sondern nur in der unendlichen Reihe der Verschiebungen, die unser Begehren kennzeichnet, umkreisen lässt« (ebd., S. 387).

Damit stellt sich dem Menschen eine Aufgabe, die sicherlich nicht zeitgemäß ist:

> »Ans Ende kommt die Analyse erst, wenn wir quer durch all unser Verlangen nach Anerkennung und Liebe anerkennen können, dass wir hier auf etwas ausgerichtet bleiben, das wir nie restlos beantworten können und das unser

unbewusstes Wünschen immer wieder antreibt, so dass es in keinem noch so gut zufrieden gestellten Anspruch aufgehen und Erfüllung finden kann« (ebd., S. 386).

So kann die Akzeptanz der nicht abschließend auflösbaren Fragen, die sich dem Einzelnen vor dem Hintergrund seiner Entwicklungsgeschichte stellen, eine Kreativität bei der Suche nach neuen, ihm besser entsprechenden Antworten öffnen.

Wie die Entwicklungsgeschichte der Psychoanalyse, so ist auch diejenige der Psychotraumatologie oft beschrieben worden (Bohleber, 2000; Lehmacher, 2013; Van der Kolk, 2007; Venzlaff, Dulz & Sachsse, 2009). An dieser Stelle soll deshalb nur flüchtig an einige Phasen erinnert werden, in welchen die wesentlichen Wachstumsschübe dieser Disziplin erfolgten. Gemeinsam ist all diesen Phasen, dass große zeitgeschichtliche Ereignisse eine breite fachliche wie allgemeingesellschaftliche Aufmerksamkeit sicherstellten. Im Zusammenhang mit den sensationellen Eisenbahnunfällen des 19. Jahrhunderts entwickelte sich so erstmals ein wissenschaftlicher Disput um die Bedeutung organischer und psychischer Korrelate traumatischer Unfallfolgen. Der Begriff *railway spine* stand dabei exemplarisch für die Annahme, dass Erschütterungen des Rückenmarks für die beobachteten dissoziativen oder somatoformen Symptome nach Unfällen verantwortlich sein sollten. In ihrer sorgfältigen Übersicht arbeitet Lehmacher (2013) die Ironie heraus, dass der englische Chirurg John Eric Erichsen, welcher bis heute mit dem Syndrom des *railway spine* in Verbindung gebracht wird, sich gerade dagegen wehrte, durch Verwendung eines solchen Begriffs unsinnigerweise die Annahme einer »neue[n], spezifische[n] Krankheit« (Lehmacher, 2013, S. 35) zu etablieren. Im Begriff der traumatischen Neurose (Oppenheim, 1889) interagierten dann bereits angenommene organische Verletzungen mit einem Schreckaffekt, wie er noch bis 2012 in der vierten Version des *Diagnostic and Statistical Manual of Mental Disorders* (DSM-IV; APA, 2001) anzutreffen war:

»Für die Entstehung der Krankheit ist das physische Trauma nur z. T. verantwortlich zu machen. Die Hauptrolle spielt das psychische: der Schreck, die Gemüthserschütterung. Die Verletzung schafft allerdings directe Folgezustände, die aber in der Regel keine wesentliche Bedeutung gewinnen würden,

> wenn nicht die krankhaft alterierte Psyche in ihrer abnormen Reaction auf diese körperlichen Beschwerden die dauernde Krankheit schüfe« (Oppenheim, 1889, S. 123–124).

Eine erste Blütezeit eines psychischen Traumabegriffs lässt sich in den Arbeiten zur traumatischen Hysterie von Charcot und seinen Schülern erkennen. Hierbei sind insbesondere die Beiträge Pierre Janets als Vorläufer der heutigen Dissoziationstheorie (vgl. van der Hart & Horst, 1989) sowie diejenigen von Freud (z. B. Freud & Breuer, 1895/1987) zu nennen. Freuds unheilvolles Schwanken zwischen Anerkennung der äußeren traumatisierenden Realität und ihrer ebenso schädlichen wie unnötigen Infragestellung wird detailliert von Venzlaff et al. (2009) nachgezeichnet. Die beiden Weltkriege und der Bedarf an Soldaten, deren Funktionsfähigkeit nicht vom Horror der Schlachtfelder beeinträchtigt sein sollte, boten traurige Gelegenheit zur Präzisierung phänomenologischer Beobachtungen und zur Entwicklung der unterschiedlichsten Interventionsstrategien. Die in unverantwortlicher Weise verzögerte Anerkennung der psychischen Folgen der Extremereignisse (Bettelheim, 1943) im Zuge des deutschen Genozids an der jüdischen und vielen anderen Bevölkerungsgruppen zeitigt schließlich ebenso erschütternde wie tiefgreifende Erkenntnisse über die Wirkungsweise eines realisierten psychotischen Kosmos' (Grubrich-Simitis, 1979). Schließlich sind es der Vietnamkrieg und die amerikanische Frauenrechtsbewegung, welche das Bewusstsein für die Folgen traumatischer Ereignisse in solcher Weise schärfen, dass diese 1980 erstmals in Form der Diagnose der Posttraumatischen Belastungsstörung (PTBS) ins DSM-III (APA, 1980) aufgenommen wird.

1.1 Psychoanalytische Beiträge zu den Traumakonzepten des späten 19. Jahrhunderts

Zur Beantwortung der Frage, welche Rolle die Psychoanalyse für die Entwicklung der heutigen Psychotraumatologie spielte, werden in diesem und dem folgenden Abschnitt einige selektiv ausgewählte Beiträge psychodynamisch orientierter ForscherInnen und KlinikerInnen zu den genannten Entwicklungsphasen aufgelistet. Dabei werden auffallende Parallelen zwischen den fast schon historischen psychoanalytischen Beiträgen und aktuellen psychotraumatologischen Positionen herausgearbeitet.

Werfen wir einen Blick in die *Studien über Hysterie* (Freud & Breuer, 1895/1987), wo wir – wie von Kuster (2008) beschrieben – in der Behandlung *»hysterische[r] Symptome traumatischen Ursprungs«* (Freud & Breuer, 1895/1987, S. 168, Hervorhebung im Original) Freuds Schritt vom suggestiv arbeitenden Psychotherapeuten zum zuhörenden Psychoanalytiker beobachten können. Hier lesen wir:

> »Wir fanden nämlich, anfangs zu unserer grössten Überraschung, *dass die einzelnen hysterischen Symptome sogleich und ohne Wiederkehr verschwanden, wenn es gelungen war, die Erinnerung an den veranlassenden Vorgang zu voller Helligkeit zu erwecken, damit auch den begleitenden Affekt wachzurufen, und wenn dann der Kranke den Vorgang in möglichst ausführlicher Weise schilderte und dem Affekt Worte gab.* Affektloses Erinnern ist fast immer wirkungslos [...]« (S. 9–10, Hervorhebung im Original).

Dieser Traumakonfrontation bei angenommenem Wirkfaktor des kathartischen Abreagierens stellen die Autoren einen weiteren Aspekt zur Seite:

> »Die Erinnerung daran tritt, auch wenn sie nicht abreagiert wurde, in den großen Komplex der Assoziation ein, sie rangiert dann neben anderen, vielleicht ihr widersprechenden Erlebnissen, erleidet eine Korrektur durch andere Vorstellungen. Nach einem Unfalle z. B. gesellt sich zu der Erinnerung an die Gefahr und zu der (abgeschwächten) Wiederholung des Schreckens die Erinnerung des weiteren Verlaufes, der Rettung, das Bewußtsein der jetzigen Sicherheit« (S. 21).

Das heißt, heilende Kraft wird der Verknüpfung der isolierten episodischen Gedächtnisspur vom traumatischen Ereignis mit dem erweiterten und heutigen Lebenskontext zugesprochen, worin sich das Konzept des Kontextlernens erkennen lässt. Vergleichen wir diese Ausführungen mit dem Vorgehen bei der Narrativen Expositionstherapie (NET; Schauer, Neuner & Elbert, 2005), einem manualisierten, kognitiv-verhaltenstherapeutischen Behandlungsansatz, welcher auch Elemente der *Testimony Therapy* integriert:

> »In der NET spricht der Patient wiederholt detailliert über das schlimmste traumatische Ereignis und erlebt dabei die Emotionen, die mit diesem assoziiert sind, erneut. In diesem Prozess konstruiert der Patient eine Erzählung seines Lebens, bei welcher er auf die detaillierte Schilderung der traumatischen Erfahrungen fokussiert. Die Mehrheit der Personen habituiert und verliert ihre emotionale Reaktion auf die traumatische Erinnerung, was in der Folge zu einem Nachlassen der PTBS-Symptome führt« (S. 24, eigene Übersetzung).

Auf Seite 36 (eigene Übersetzung) des Manuals erfahren wir dann:

> »Es ist wichtig, dem Prozess der Habituation zu vertrauen. Dieser kontinuierliche Prozess der Erfahrung heisser Erinnerungen (›hot memory‹), während Elemente in Worte und in eine kohärente Erzählung umgewandelt werden, führt zu Habituation. Hierdurch werden die emotionale Wucht der Empfindungen und die psychophysiologische Erregung abnehmen. Anfangs mögen einige Gefühle schwierig auszuhalten sein, wie Wut, Sprachlosigkeit, und Schuld. Der Moment der Exposition ist jedoch der Moment, die Furcht intensiv zu spüren«.

Es ist offensichtlich, dass diese AutorInnen zur Erklärung der Wirkung von NET auf andere Wirkfaktoren rekurrieren, als Freud und Breuer dies taten. Habituation klingt sicher sehr viel moderner und wissenschaftlicher als Katharsis. Gedenken wir aber der Mahnung von Venzlaff et al. (2009): »Lachen wir nicht: Unsere heutigen Theoriegebäude werden künftigen Generationen sicher auch eine Quelle der Heiterkeit sein« (S 10.)[1]. Und tatsächlich, schon unterwirft einer der Autoren des NET-Manuals diese Aussagen einer kritischen Prüfung:

> »Die ursprüngliche Annahme für die Wirkung dieses Vorgehens geht, in Analogie zur Behandlung von Phobien, zurück auf die Annahme der Habituation der Furcht. [...] Neuere Theorien gehen dagegen davon aus, dass die ursprünglichen assoziativen Furchtstrukturen von der Exposition weitgehend

1 Ein besonders schönes Beispiel hierfür findet sich natürlich in der Eye Movement and Desensitization Therapy (EMDR). Welch spektakuläre Erklärungsansätze für die faszinierende Wirkung der sakkadischen Augenbewegungen wurden angeführt, von einer besseren Verbindung der Hirnhemisphären (Schnabel & Schneider, 2012) bis hin zu einer Parallele der Augenbewegungen in EMDR und REM-Schlaf (Stickgold, 2002). Heute wissen wir, dass das Fixieren eines Punktes an der Wand während der Exposition genauso effektiv ist und nehmen bis auf weiteres bifokale Aufmerksamkeit als Wirkmechanismus an (Sack et al., 2016).

> unberührt bleiben. Dagegen etabliert sich durch die geleitete Erinnerung eine neue Erfahrung, die inkompatibel ist mit dem ursprünglichen traumatischen Erlebnis. [...] Zu den neuen, traumainkompatiblen Erfahrungen gehört beispielsweise die Vervollständigung des autobiografischen Gedächtnisses, die Kontextualisierung der Erinnerung in Zeit und Raum, die Aufarbeitung von Schuldgefühlen sowie die Widerlegung von schambesetzten Grundannahmen durch die therapeutische Beziehung« (Neuner, 2015, S. 5).

Auch hier lässt sich also das Konzept des Kontextlernens erkennen. Dass es Unterschiede zwischen den Beschreibungen des technischen Vorgehens in der Traumakonfrontation zwischen beiden Ansätze gibt, ist offensichtlich: die Entwicklung immer raffinierterer Expositionstechniken durch die kognitive Verhaltenstherapie (KVT) sei an dieser Stelle ausdrücklich begrüßt und anerkannt. Nichtsdestoweniger überraschen die großen Überschneidungen in Bezug auf theoretische Erklärungsmodelle (Notwendigkeit therapeutisch begleiteten Durcharbeitens und Wiedererlebens der traumatischen Eindrücke und Gefühle sowie Kontextlernen) sowie auf Seiten des praktischen Vorgehens zwischen den Ausführungen des voranalytischen Freuds und Breuers und einem 110 Jahre später veröffentlichten Therapiemanual.

1.2 Vom Grauen lernen: Krieg und Völkermord als Schulzimmer der Psychotraumatologie

Auch wenn sich diese Kostprobe aus dem Reichtum der ersten psychotraumatologischen Blütezeit Ende des 19. Jahrhunderts einseitig auf ein Autorenpaar und zwei kurze Textstellen beschränkt, erschiene die Hypothese plausibel, dass die psychiatrischen Ärzte der ab 1914 kriegsführenden Nationen von substantiellen Vorarbeiten profitiert haben dürften. Am Beispiel der Kaufmannschen Überrumpelungs-Methode erfahren wir jedoch, dass das deutsche Militär Methoden, welche wir dem Bereich der Folter zuordnen müssen, für effektiver hielt. Diese wird von Raether (1917, S. 490) wie folgt beschrieben:

> »1. Suggestive Vorbereitung, die sich über mehrere Tage erstreckt und den Patienten voll und ganz darauf einstellt, dass die bevorstehende elektrische Sitzung zwar Schmerzen, aber unbedingt die Heilung bringt. 2. Die eigentliche Sitzung, in der sich Kaufmann sehr kräftiger elektrischer Ströme bedient [...]. Grundbedingung: nur eine Sitzung bis zur völligen Heilung des Falls, auch wenn diese mehrere Stunden dauern sollte. 3. Energische Übungen in dieser Sitzung, die [...] gegen die zu beseitigende funktionelle Störung gerichtet sind, wie [...] Gang- und Marschübungen bei Gangstörungen usw. Diese Übungen führt Kaufmann nach militärischen Kommandos aus unter Betonung des militärischen Vorgesetztenverhältnisses«.

Ethische Vorbehalte von Kollegen konnte Kaufmann durch Verwendung von lediglich »mässig starkem Strom« und Verkürzung der Sitzungsdauer auf »selten länger als ¼ Stunde« auflösen (S. 491). Der Blick wendet sich entsetzt ab und sei auf das Geschehen auf dem V. Internationalen Psychoanalytischen Kongress im September 1918 in Budapest gelenkt. Hier tauschen sich frühe PsychoanalytikerInnen wie z. B. Ferenczi, Abraham und Simmel über ihre Erfahrungen bei der Behandlung traumatisierter Soldaten aus. Simmel (1919, S. 42) distanziert sich von »der Verwerflichkeit aller Gewalts- und Beeinträchtigungsmethoden«. In Anerkennung der den Umständen geschuldeten Notwendigkeit einer Behandlungsbeschleunigung, deren Grenzen er kritisch diskutiert, beschreibt er den Einsatz einer »Kombination von analytisch-kathartischer Hypnose mit wachanalytischer Aussprache und Traumdeutung – letztere sowohl im Wachen wie in tiefer Hypnose ausgeübt« (S. 43).

> »In der Hypnose erzählt oder rückerlebt der Soldat noch einmal all die Dinge, die er in jenen Zuständen nur unbewußt aufgenommen hat. Wir erfahren von qualvollen Schmerzen, die im Zustande der Verschüttung niemals zur bewußten Apperception gelangten. Wir sehen in solchen Hypnosen seine Angst, seinen Schrecken sich lösen, seine Wut sich aufbäumen, die im Moment der Erregung erstarrt blitzartig ins Unbewusste hinabgerissen wurden« (S. 48).

Abraham (1919, S. 36) beschreibt, wie das Zusammenbrechen einer »mit ihrem Narzißmus zusammenhängende[n] Illusion«, [...], nämlich durch den Glauben an ihre Unsterblichkeit und Unverletzlichkeit« zur Krankheitsentstehung beiträgt: »Die narzisstische Sicherheit weicht einem Gefühl der Ohnmacht, und die Neurose setzt ein«. Der Psychoanalytiker Mardi Horowitz (1976, S. 177, eigene Übersetzung) greift dies am Fallbeispiel eines Patienten mit narzisstischem Persönlichkeitsstil nach Verkehrsunfall auf: »Das Konzept der Möglichkeit, selber sterben zu können, ist stark inkongruent mit dem andauernden Konzept persönlicher Unverletzlichkeit und diese Diskrepanz löst Angst aus«. Janoff-Bulman (1992, S. 19, eigene Übersetzung) schreibt später in ihrem Buch *Shattered Assumptions*, welches den schönen Untertitel *Towards a New Psychology of Trauma* trägt: »Es gibt erhebliche Forschungsbelege, dass Menschen die Wahrscheinlichkeit, dass ihnen negative Ereignisse widerfahren könnten, unterschätzen, während sie die Wahrscheinlichkeit positiver Ereignisse überschätzen; sie scheinen auf der Basis einer »Illusion der Unverletzlichkeit« zu operieren« – freilich ohne ihre psychoanalytischen Vorgänger zu referenzieren. Die Rigidität solcher vorbestehenden Annahmen über sich selbst und die Welt gilt im Rahmen der kognitiven Traumatheorien heute als wichtiger Risikofaktor für die Entwicklung von Traumafolgestörungen (Foa, Hembree & Rothbaum, 2007). Auch zur bereits damals hochaktuellen, unter dem Schlagwort »Rentenneurose« geführten Kontroverse (vgl. Lehmacher, 2013) wurden in Budapest tendenziöse Vorurteile geradegerückt. Diese Kontroverse ging und geht der Frage nach, ob PatientenInnen mit Traumafolgestörungen als zivile SozialversicherungsschmarotzerInnen bzw. desertierende VaterlandszersetzerInnen zu entlarven sind oder als schwer geschädigte Opfer anerkannt werden sollten. Simmel (1919, S. 56) spricht hier von »vielfach fälschlich angeschuldigten bewußten ›Begehrlichkeitsvorstellungen‹«. In Bezug auf Fälle der »echten Rentenneurose« (ebd.) erarbeitet er ein Verständnis des intrapsychischen Geschehens, welches solchen Fällen zugrundeliegen mag, anstelle sich ihrer Verurteilung anzuschließen. Zum heutigen Umgang mit Menschen, deren traumabedingte Arbeitsunfähigkeit in vielen Fällen eine ebenso existenz- wie identitätsbedrohende Schädigung darstellt, sei auf die aktuelle Situation in der Schweiz hingewiesen, wo wir den Missbrauch spektakulärer Einzelfälle von Versicherungsbetrug zur Kriminalisierung ganzer gesellschaftlicher Gruppen von Schutzbedürftigen beobachten müssen[2]. Die

2 Ich war nicht wenig beeindruckt, als mir das erste Mal ein im Auftrag der Schweizer Invalidenversicherung erstelltes und auf dedektivistischen Methoden (vgl. Brotschi, 2018) basierendes Gutachten zu einem meiner Patienten vorgelegt wurde. Der Patient – ein schwersttraumatisierter Mensch mit psycho-

Fortschrittlichkeit all dieser vor 100 Jahren dargelegten Ausführungen vor ihrem historischen Kontext, sei es aus behandlungstechnischer, theoretischer oder ethischer Perspektive, ist ebenso offensichtlich wie ihre unveränderte Aktualität.

Im zweiten Weltkrieg nähert sich die Beschreibung der posttraumatischen Stresssymptome bereits weitgehend dem aus dem DSM-III bekannten Bild an. Zentrale Protagonisten sind dabei Psychoanalytiker wie Abram Kardiner mit seinem epochalen Werk *The traumatic neuroses of war* (1941), von dem van der Kolk (2007, S. 26) schreibt, dass er die PTBS für das verbleibende 20. Jahrhundert mehr als irgendjemand sonst definierte, oder Roy R. Grinker (Grinker & Spiegel, 1945). In den erneut oft unter großem Zeitdruck durchgeführten Behandlungen werden unterschiedliche Schwerpunkte gesetzt: »Manche fokussierten auf Narkose, manche auf körperliche Rehabilitation und Training, manche auf Abreaktion, und manche auf anhaltende Kontakte zwischen Patienten und Ärzten oder zwischen Patient und einer sorgfältig ausgesuchten Pflegekraft« (Bartheimer, Kubie, Menninger, Romano & Whitehorn, 1946, S. 493, eigene Übersetzung). Einerseits wird versucht, durch mehrtägige Gabe von Betäubungsmitteln (wie Amobarbital in Kombination mit Insulin) die Stresssymptome zu unterdrücken und auf Ruhe, Unterstützung und Resozialisierung zu setzten.

> »Die Patienten wurden […] ermutigt, zu infantilen Handlungen und Einstellungen zu regredieren. Sie wurden gefüttert, wann immer sie dies zu wollen schienen, mit ihren Köpfen auf den Schultern der Krankenschwestern. Wenn Saugbewegungen auftraten wurde ihnen erlaubt, Milch aus einer Flasche zu trinken. […] Auf Wunsch wurden den Patienten Kinderlieder rezitiert oder gesungen« (ebd., S. 496, eigene Übersetzung).

Auf der anderen Seite stand die katharsisfördernde Belebung des Traumas, welche z. T. mithilfe von Hypnose oder unter dem Namen der Narkoanalyse in Kombination mit Betäubungsmitteln durchgeführt wurde. Diese ergänzenden Maßnahmen sollten die Belastung durch die

seähnlichen Symptomen des Wiedererlebens, über dessen weitgehende Arbeitsunfähigkeit kein Zweifel bestehen konnte – wurde hierbei fotografisch in allen möglichen Alltagssituationen erfasst; das Tragen von Einkaufstüten in Begleitung ihm nahestehender Personen wurde bspw. als Indiz seiner angeblichen Arbeitsfähigkeit angeführt.

Erinnerung reduzieren oder die Erinnerung an das traumatische Ereignis verbessern. Ihre eindrücklichen Beschreibungen ergänzen Bartheimer et al. (1946) um eine überaus sorgfältige Diskussion von Fragen wie Dosierung der unterschiedlichen Behandlungskomponenten oder Gegenübertragung auf Seiten der Behandelnden.

Nach Kriegsende ist in der Verweigerung der Anerkennung der Folgen der in den Konzentrationslagern erlittenen Extremtraumatisierungen bzw. ihrer Ursachen eine besonders beschämende Episode der jungen deutschen Bundesrepublik zu beobachten. Eine äußerst detaillierte Darstellung, wie diese gesellschaftlich-politische Misshandlung das im Zuge des Völkermords an der jüdischen und an anderen Bevölkerungsgruppen erlittene Leid der Überlebenden fortsetzte, findet sich bei Lehmacher (2013; s. auch Venzlaff et al., 2009). Der große Reichtum an psychoanalytisch orientierten Beiträgen auf dem langen Weg zur Anerkennung dieses Leids verbietet eine eingehende Darstellung an dieser Stelle (z. B. Bastiaans & van der Horst, 1957; de Wind, 1968; Eissler, 1963; Eitinger, 1972; Krystal, 1968)[3]. Dies gilt auch für die große Zahl der psychoanalytischen AutorInnen, welche seither versucht haben, einen Beitrag zum Verständnis der Wirkung solcher Extremereignisse (Bettelheim, 1943) zu leisten (z. B. Grubrich-Simitis, 1979).

In der Nach-Vietnam-Ära sind es dann PsychoanalytikerInnen wie z. B. Henry Krystal (1968), Robert J. Lifton (1973), Chaim F. Shatan (1972), oder Mardi J. Horowitz (1976), die mit ihrem Schaffen erfolgreich zur Aufnahme der PTBS-Diagnose ins DSM-III beitragen. Werfen wir in dieser Entwicklungsphase noch einen abschließenden Blick auf die 1985 gegründete *International Society for Traumatic Stress Studies*, deren Anspruch auf Internationalität 1990 ergänzend in ihren Namen aufgenommen wurde. Bis auf wenige Ausnahmen waren die ISTSS-PräsidentInnen während der ersten 10 Jahre WissenschaftlerInnen und KlinikerInnen mit psychodynamischem Hintergrund.

3 Z. T. zitiert nach Lehmacher (2013) bzw. Van der Kolk (2007)

1.3 Psychotraumatologische Konstrukte und ihre psychodynamischen Ursprünge

Die Liste an psychodynamisch geprägten Konstrukten, welche heute als Allgemeinplätze in der modernen *Mainstream* Psychotraumatologie bezeichnet werden können, ist lang. Khan führte 1963 seine Vorstellungen vom kumulativen Trauma aus, ein Begriff, der heute bei leichter Bedeutungsverschiebung viel verwendet wird. Ein weiterer Beitrag einer psychodynamisch orientierten Forscherin zur Klassifikation potenziell traumatischer Ereignisse, welcher Eingang in vermutlich jedes psychotraumatologische Lehrbuch gefunden hat, ist die Unterscheidung von einmaligen und sich wiederholenden, andauernden Ereignissen als Typ-I- und Typ-II-Traumata durch Leonore C. Terr (1991). Heute erleben wir die Aufnahme des vor gut 25 Jahren von Judith L. Herman (1992) ausgearbeiteten Konzepts der komplexen posttraumatischen Belastungsstörung ins ICD-11 (Maercker et al., 2013). Die Bedeutung der psychoanalytischen Übertragungs-Gegenübertragungs-Konzeption für das Verständnis der Phänomene der sekundären Traumatisierung (z. B. Figley, 1995) braucht hier nur angedeutet zu werden. Straker und das *Sanctuaries Counselling Team* (1987) entwickeln aus ihrer klinischen Arbeit mit Opfern der Gewalt in den Townships Südafrikas das Konzept der kontinuierlichen PTBS. Dies beschreibt die Wirkung traumatischer Erfahrungen in einer Gesellschaft, in welcher solche Ereignisse in Abwesenheit schützender Instanzen zu einer alltäglichen Realität werden. Für die Möglichkeit einer Verarbeitung ist dabei des Weiteren wesentlich, dass das persönliche Umfeld ebenfalls betroffenen ist und traumatische Vorfälle nicht mehr als Verletzung der Normalität, sondern als normal wahrgenommen werden. Das Konzept wird heute insbesondere von Kaminer und ihren KollegInnen propagiert (Eagle & Kaminer, 2013). Als letztes Beispiel eines psychodynamischen Konstrukts sei das Stichwort Bindung aufgeworfen, welches sich als äußerst fruchtbar für die aktuelle empirische psychotraumatologische Forschung erwiesen hat (z. B. Bryant & Chan, 2017).

Diese selektive Auflistung einiger psychoanalytischer Beiträge, welche Verständnis und Behandlung von Traumafolgestörungen bis heute prägen, ließe sich beliebig fortsetzen. 130 Jahre lang entwickelten psychoanalytische ProtagonistInnen in engem und fruchtbarem Austausch mit VertreterInnen anderer Ausrichtungen die Psychotraumatologie, wie wir sie heute kennen. Nichts wäre also naheliegender, als anzunehmen, dass die Psychoanalyse eine geschätzte Stimme im Chor der aktuellen Psychotraumatologie ist. In scharfem Kontrast hierzu steht die weitgehend vollständige Marginalisierung des psychoanalytischen Beitrags durch die heutige *Mainstream* Psychotraumatologie. Neuere Ausabarbeitungen von Konstrukten, welche von PsychoanalytikerInnen entwickelt wurden, verzichten entweder vollständig auf Referenzierungen ihrer psychodynamisch orientierten Vorläufer, oder sie entkontextualisieren diese, so dass den jüngeren Generationen psychotraumatologischer ForscherInnen und KlinikerInnen eine Verbindung zur Psychoanalyse nicht mehr bekannt ist. Behandlungsrichtlinien sind auffallend bemüht, Ausdrücke wie psychodynamisch oder psychoanalytisch zu vermeiden (APA, 2017, Zugriff am 26.10.2018). An den großen Konferenzen der internationalen Fachgesellschaften finden sich bestenfalls vereinzelte psychodynamische Beiträge. Dass eine Gesellschaft wie die ISTSS heutzutage wie in ihrer Gründungszeit über eine Dekade hinweg mehrheitlich von psychoanalytischen PräsidentInnen geleitet würde, ist geradezu unvorstellbar geworden – ganz unabhängig davon, dass Schuldendominanz natürlich grundsätzlich als wenig wünschenswert einzuordnen ist.

Anhand seiner Übersicht über die Geschichte des Störungskonzepts schlussfolgert Van der Kolk (2007, S. 19, eigene Übersetzung):

> »Die Disziplin der Psychiatrie hatte eine bewegte Geschichte mit der Vorstellung, dass die Realität die menschliche Psychologie und Biologie tief und nachhaltig verändern kann. Die Psychiatrie litt wiederholt unter ausgeprägten Amnesien, in welchen gut etabliertes Wissen plötzlich verloren ging, und der psychologische Effekt überwältigender Erfahrungen konstitutionellen oder intrapsychischen Faktoren allein zugeschrieben wurde. In Parallele zu den Intrusionen, der Verwirrung und dem Unglauben von Betroffenen, deren Leben urplötzlich von traumatischen Erfahrungen erschüttert werden, war die psychiatrische Disziplin wiederkehrend fasziniert vom Trauma, gefolgt von dickköpfigem Unglauben gegenüber der Relevanz der Geschichten unserer Patienten«.

Eine vergleichbare Amnesie gegenüber dem psychoanalytischen Beitrag zu ihrer Entwicklung – ergänzt um das weitgehende Desinteresse aktuellen Beiträgen gegenüber – ist der heutigen *Mainstream* Psychotraumatologie zu attestieren. Nach Einschätzung von Küchenhoff (2004, S. 822–823) ist dieser Beitrag in mindestens vier Bereichen zu suchen:

> »1. Sie kann die Reaktionen der traumatisierten Person auf das Trauma in Abhängigkeit von der Lebenssituation und dem Alter als Schritte in seiner Verarbeitung kenntlich machen […]. 2. Sie kann aus den Verarbeitungsprozessen die Mittel für die psychotherapeutische und auch psychoanalytische Begleitung traumatisierter Menschen herausarbeiten. 3. Sie kann Beziehungserfahrungen vor dem Trauma und nach der Traumatisierung miteinander vergleichen und die Auswirkungen des Traumas auf die Beziehungsfähigkeit untersuchen. 4. Sie kann die zerstörerischen affektiv-kognitiven Effekte des Traumas und die Formen der Verarbeitung des Traumas auf die traumatisch veränderten Beziehungserfahrungen beziehen und so ein integrierendes Verständnis der Traumafolgen erarbeiten.«

Hierbei merkt Küchenhof in einer Fußnote an, dass sich die Psychoanalyse »von ihrem Alleinvertretungsanspruch in vielen psychiatrisch-psychologischen Bereichen verabschieden [muss], sie muß die Befunde der Nachbarwissenschaften von der Seele rezipieren und deutlicher sagen, was ihr spezifischer Beitrag sein kann, den andere nicht zu leisten vermögen.« Damit dieses Anliegen gelingen kann, sollen die im Folgenden anzuführenden psychoanalytischen Thesen systematisch und schulenübergreifend mit Ergebnissen der empirischen Forschung verbunden werden. Die weiteren Kapitel greifen dabei aus dem weiten Feld der Psychotraumatologie selektiv einige Themen heraus.

Zusammenfassung

Die Psychotraumatologie blickt auf eine bewegte Geschichte zurück, welche immer wieder von den furchtbaren Ereignissen des Weltgeschehens angetrieben wurde. Zu all diesen Phasen trugen psychoanalytisch orientierte WissenschaftlerInnen und KlinikerInnen entscheidende Fortschritte bei. Beispiele für aktuelle Konzepte der Psychotraumatologie mit psychodynamischen Wurzeln oder Vorläufern sind das kumulative Trauma, Typ-I-/Typ-II-Traumatisierungen, die komplexe posttraumatische Belastungsstörung, von traumatischen Erfahrungen zerstörte Überzeugungen (*shattered assumptions*), traumatische Übertragungs- und Gegenübertragungsprozesse und ihre Folgen für sekundäre Traumatisierungen, kontinuierlicher posttraumatischer Stress oder das Bindungskonzept. Aber auch aktuell diskutierte Wirkmechanismen traumatherapeutischer Interventionen wie therapeutisch begleitetes Durcharbeiten traumaspezifischer Erinnerungen (aktuelles Schlagwort: Exposition) und differenzierende Integration des aktuellen therapeutischen und Lebenskontexts (aktuelles Schlagwort: Kontextlernen) wurden bereits in den Anfängen psychoanalytischen Arbeitens vorweggenommen. In deutlichem Widerspruch hierzu steht eine weitreichende Isolierung psychodynamischer Beiträge innerhalb des heutigen *Mainstreams* der Psychotraumatologie.

Literatur zur vertiefenden Lektüre

Lehmacher, A. T. K. (2013). *Trauma-Konzepte im historischen Wandel: Ein Beitrag zur Rezeptionsgeschichte der Posttraumatic-Stress Disorder in Deutschland (1980–1991)* Inaugural-Dissertation zur Erlangung des Doktorgrades der Hohen Medizinischen Fakultät der Rheinischen Friedrich-Wilhelms-Universität Bonn.

Van der Kolk, B. (2007). The history of trauma in psychiatry. In M. J. Friedman, T. M. Keane & P. A. Resick (Eds.), *Handbook of PTSD: science and practice* (pp. 19-36). New York: Guilford Press.

Venzlaff, U., Dulz, B., & Sachsse, U. (2009). Zur Geschichte der Psychotraumatologie. In U. Sachsse (Ed.), *Traumazentrierte Psychotherapie: Theorie, Klinik und Praxis*. Stuttgart: Schattauer.

Fragen zum weiteren Nachdenken

- Welche bewussten und unbewussten motivationalen Tendenzen könnten sich hinter dem von Van der Kolk (2007) beschriebenen im psychiatriegeschichtlichen Verlauf schwankenden Interesse am Traumakonzept annehmen lassen?
- Welche Faktoren tragen zur Marginalisierung des psychoanalytischen Beitrags zur Psychotraumatologie bei?
- Worin könnte die aktuelle Bedeutung des psychoanalytischen Beitrags zur Psychotraumatologie liegen?

2 Traumatheorien

Einführung

In Kapitel 2 soll zunächst die zitierte Mahnung Küchenhoffs (2004), die Perspektive von Nachbardisziplinen zu berücksichtigen, ernstgenommen und ein Blick auf unterschiedliche Traumatheorien geworfen werden. Dem folgt eine Berichterstattung über das psychoanalytische Ringen um ein Traumakonzept, welche weder die manchmal geradezu humoristisch anmutenden begrifflichen Exzesse noch die außerordentlich fundierten, tief ins Wesen der traumatischen Erfahrungen reichenden Beiträge vernachlässigen möchte.

Lernziele

- Verständnis der Begrenztheit von am objektiven Ereignis ansetzenden Traumadefinitionen.
- Übersicht über mehre kognitiv-behaviorale Traumakonzepte.
- Kenntnis zentraler Merkmale psychodynamischer Traumatheorien.
- Vergleichende Betrachtung der unterschiedlichen Theoriegruppen.

2.1 Das traumatische Ereignis im DSM-5

In bewährter psychiatrischer Praktikabilität reduziert das DSM-5 (APA, 2013) das Trauma auf das objektivierbare traumatische Ereignis. Beispielhaft angeführt werden dafür kriegerische Ereignisse und Kriegsgefangenschaft, körperliche Angriffe, sexuelle Gewalt, Entführung, terroristische Anschläge, Folter, Katastrophen und schwere Verkehrsunfälle sowie plötzliche, katastrophale medizinische Vorfälle. Unterschieden werden zwei Arten der direkten Exposition, nämlich eigene Betroffenheit (bspw. selbst Opfer eines Gewaltverbrechens werden) und das Erleben eines solchen Ereignisses als Zeuge. Auf Seiten der indirekten Traumaexposition werden ebenfalls zwei Typen unterschieden. Einerseits Ereignisse wie der Erhalt einer Nachricht, dass eine nahestehende Person ein traumatisches Ereignis erlitten oder plötzlich und unerwartet das Leben verloren hat. Als zweite Variante wurde neu ins DSM-5 die wiederholte oder extreme Exposition zu aversiven Details traumatischer Ereignisse (z. B. bei Einsatzkräften, die Leichenteile einsammeln müssen) aufgenommen, wobei – sofern in professionellem Kontext erfolgt – auch die von elektronischen Medien vermittelte Exposition Berücksichtigung findet. Eine weitere Änderung gegenüber der Vorgängerversion DSM-IV zeigt sich im Wegfall des subjektiven Stressorkriteriums A2. Hiernach musste die unmittelbare Reaktion auf das Ereignis durch intensive Angst, Hilflosigkeit oder Entsetzen charakterisiert sein.

2.2 Drei aktuelle Traumatheorien

Aktuelle Theorien außerhalb des psychoanalytischen Bereichs konzipieren die posttraumatische Belastungsstörung typischerweise als Gedächtnisstörung. Im Folgenden seien drei häufig zitierte Theorien angeführt. Die gewählte stark raffende Darstellung dient primär der Erarbeitung eines Kontrasts, um anschließend Spezifika des psychoanalytischen Beitrags ausleuchten zu können. Eine ausführlichere Übersicht findet sich bei Nijdam und Wittmann (2015).

Im Rahmen ihrer Theorie der emotionalen Verarbeitung bauen Foa et al. (2007) auf Vorarbeiten früherer Modelle (Lang, 1979), welche die Wirkung assoziativer Gedächtnisnetzwerke für die PTBS-Symptome verantwortlich machen, auf. Unterschiedliche Netzwerkknoten repräsentieren hier Sinneseindrücke der traumatischen Situation, eigene emotionale und physiologische Reaktionen auf das Ereignis und dessen Bedeutung (z. B. Ausmaß der durch das Ereignis implizierten Bedrohung). Aufgrund der assoziativen Natur dieser Netzwerke reicht die Konfrontation mit einem beliebigen im Netzwerk repräsentierten Aspekt des Traumas, um alle drei Informationsarten gleichzeitig zu aktivieren, womit das Modell das posttraumatische Wiedererleben erklärt. Foa et al. (2007) ergänzen die der posttraumatischen Belastungsstörung zugrunde gelegten Furchtnetzwerke zusätzlich um kognitive Elemente wie Annahmen über das Bedrohungspotenzial einer Umgebung, vorbestehende Überzeugungen und negative Reaktionsbewertungen. So stellen etwa rigide positive Überzeugungen, die von einem traumatischen Ereignis zerstört oder rigide negative Überzeugungen, die bestätigt werden, einen Risikofaktor für die Entwicklung einer posttraumatischen Belastungsstörung dar. Die scheinbare Bestätigung einer geringen Selbstwirksamkeitserwartung durch ein traumatisches Ereignis kann dann das Gefühl, in einer gefährlichen Welt nicht zurecht zu kommen, verstärken.

Ein Modell, welches nicht auf Netzwerkvorstellungen vom Gedächtnis, sondern auf zwei unterschiedliche Repräsentationssysteme rekurriert, ist die duale Repräsentationstheorie (Brewin, Gregory, Lipton & Burgess, 2010). Ein mit dem Hippocampus assoziiertes kontextualisiertes Gedächtnissystem (K-Gedächtnis; *contextual memory*) speichert, kontrolliert und verbalisiert abrufbare Informationen, welche während des Ereignisses bewusst wahrgenommen wurden. Diese werden einschließlich des zeitlichen Kontexts des Ereignisses ins autobiografische Wissen integriert. Die Erinnerungsspuren sind dabei mit primären peritraumatischen und sekundären, aus nachträglichen Bewertungen resultierenden Emotionen verbunden. Auf der anderen Seite wird Sinnesinformation, welche im traumatischen Ereignis aufgrund von Aufmerksamkeitseinengung oder stressbedingter hippocampaler Dysfunktion nicht im K-Gedächtnis repräsentiert werden konnte, in einem mit sensorischen und interozeptiven Arealen assoziierten S-Gedächtnis (*sensation-based memory*) abgelegt. Die nicht verbale Encodierung dieser Information erschwert ihre Kommunikation und Integration in den autobiografischen Kontext.

Ohne zeitliche Kontextualisierung resultiert ihre Aktivierung durch sinnesspezifische Hinweisreize in posttraumatischem Wiedererleben mit der dissoziativen Qualität einer Hier-und-Jetzt-Erfahrung (Flashback) und den dazugehörigen primären Emotionen. Der evolutionäre Sinn der Entwicklung eines solchen Systems besteht darin, auch unter traumatischen Bedingungen Informationen, welche für das zukünftige Überleben wichtig sind, abspeichern zu können. Die spezifischen Symptome des Wiedererlebens, der Vermeidung und der Übererregung werden nun aus einer starken Repräsentation der traumatischen Sinnesinformation im S-Gedächtnis ohne Integration mit einer korrespondierenden Repräsentation im K-Gedächtnis erklärt.

Als drittes Beispiel sei das kognitive Modell der posttraumatischen Belastungsstörung von Ehlers und Clark (2000) angeführt. Die pathologische Verarbeitung der traumatischen Erfahrung ist daran zu erkennen, dass sie in einer fortdauernden Gefahrenerwartung resultiert. Zentral ist auch hier die Rolle negativer Bewertungen. Solche werden begünstigt, wenn im traumatischen Ereignis ein bis in die Identität hineinreichender Zustand des Kontrollverlusts, den Ehlers, Maercker und Boos (2000) als mentale Niederlage bezeichnen, erlebt wird. Die Ebene der Bedeutung des Ereignisses nimmt damit einen wichtigen Platz in der kognitiven Theorie ein. Dieser Bedeutungsbegriff bezieht sich dabei insbesondere auf katastrophisierende Interpretationen wie die Überzeugung, das traumatische Ereignis verdient zu haben, oder die Bewertung von Symptomen als Beweis, verrückt zu werden. Auch die spezifische Natur traumatischer Erinnerungsspuren wird vom kognitiven Modell berücksichtigt, wobei die Rolle von Verarbeitungsmechanismen betont wird, die in mangelnder Integration in den autobiografischen Kontext resultieren.

Zusammenfassend und vereinfachend lässt sich festhalten, dass die von wesentlichen VertreterInnen der kognitiven Verhaltenstherapie der PTBS verwendeten Störungsmodelle zwei Aspekte betonen. Einerseits eine Abnormalität in der Enkodierung der traumatischen Gedächtnisinformation. Diese zeichnet sich insbesondere durch fehlende autobiografische Kontextualisierung und leichte Aktivierbarkeit durch traumatische Hinweisreize aus. Zweitens kommen prä-, peri- und posttraumatische Bedeutungs-, Überzeugungs- und Bewertungsprozesse in den Fokus. Diese gruppieren sich um Themenkomplexe wie die von Anderen und der Welt ausgehenden Gefahr oder negative Wahrnehmung des Selbst oder der eigenen Zukunft.

2.3 Traumakonzept und Psychoanalyse

2.3.1 Die psychoanalytische Begriffsinflation

Die Beiträge der Psychoanalyse zum Traumakonzept erfolgten im Wesentlichen in den allgemein anerkannten Kategorien traumatischer Ereignisse – sexuelle und gewalttätige Übergriffe, kriegerische Ereignisse, Naturkatastrophen, Genozid und Konzentrationslagerhaft. Doch hat sich die Psychoanalyse bis zum heutigen Tage nicht von solchen kategorialen Grenzen davon abhalten lassen, eine ganz eigene Kreativität in die Verwendung des Traumabegriffs einzubringen. Diese sei im Folgenden angedeutet. Chronologisch an den Beginn dieser Übersicht gehört natürlich Otto Ranks Trauma der Geburt (Rank, 1924), an welches AutorInnen wie Heimann (1966) oder Crepaldi (2013) im Sinne der Vertreibung aus dem symbiotischen intrauterinen Paradies erinnern. Hieran wären die aus der psychoanalytischen Entwicklungs- und Triebtheorie hergeleiteten Traumata anzuschließen. Hier sind also das orale, anale und ödipale sowie das Kastrationstrauma (Stern, 1972, 1974) ebenso zu nennen wie Dahls (2018) Erinnerung an das Urszenentrauma. Als Beispiel dafür, was sich hinter einem dieser plakativen Begriffen – dem oralen Trauma – verbirgt, sei Sterns (1974, S. 498) Definition einer physiologisch-biotraumatischen Situation angeführt: »Ich habe den Zustand des vorübergehenden Versagens des homöostatischen Ausgleichs in dieser Phase als Biotrauma definiert«. Großer Beliebtheit erfreut sich der Terminus des narzisstischen Traumas. Der realitätsbedingte Verlust der kindlichen Allmachtsphantasien (Grunberger, 1958) oder der Verlust ungeteilter elterlicher Zuwendung im Geschwistertrauma (Mitchell, 2017) sind hier ebenso anzuführen wie »Kränkungs-, Versagens- und

Verunsicherungserlebnisse« (Lang, 2017, S. 688). Schöne Beispiele für letztere finden sich bei Eissler (1966; »Die Enttäuschung, die er durch die Untreue des geliebten Mädchens erlitt, war für ihn traumatisch.« [S. 863]) oder Grunert (1977; »abruptes Abstillen, längeres Alleingelassenwerden, Spott der Geschwister und Erwachsenen etc.« [S. 1070]). Weimer, Nilsson-Schönnesson und Ulrich (1989) sprechen vom Trauma der HIV-Infektion, Pelzl (2013) vom traumatischen Verlust von Sprache und Heimat bei Migranten, Kennedy (2016) von der traumatischen Trennung der Eltern während der Adoleszenz. Während Balint (1966) mit Sandor Ferenczi die Gefahr einer Retraumatisierung durch psychoanalytische Abstinenz erkennt, räumt Dettbarn (2013, S. 657) ein, dass technische Schwierigkeiten bei EDV-Anwendungen »mit den dazugehörigen Gefühlen von Ohnmacht, Hilf- und Schutzlosigkeit« ein Trauma darstellen können. Unter Durchbrechung der Einschränkung des vorliegenden Kapitels auf den Bereich der Individualtrauma seien an dieser Stelle noch einige Stilblüten angeführt, welche kollektive Traumatisierungen der psychoanalytischen Bewegung beobachten. Young-Bruehl und Schwartz (2011) sprechen vom Trauma von Freuds Tod, Janus (2013, S. 63) erinnert an die »Abspaltung von Jung, die Balint einmal als das größte Trauma in der Geschichte der Psychoanalyse bezeichnet hat«, und Weimer (2017, S. 1143) spricht von einem »deutschen psychoanalytischen Trauma der Kollaboration mit den Nazis«. In diese Richtung – allerdings mit Bezug auf die Identität der deutschen Allgemeinbevölkerung – verwendet Richter (1986) den Begriff des Hitler-Traumas. Um den mit Erwähnung des Geburtstraumas begonnenen Lebenszyklus abzurunden, sei abschließend Fischers (1986, S. 548) Formulierung vom »Trauma, zum Tode geboren zu sein«, erwähnt. So können wir nur Danckwardt (2010, S. 411) zustimmen, wenn er in perfekter Übereinstimmung mit vielen anderen AutorInnen von einer »gegenwärtig herrschenden Inflation der Traumadiskussion« spricht.

Die Gefahren einer solch inflationären Begriffsverwendung innerhalb der Psychoanalyse sind natürlich seit langem bekannt: »Es wird dem einzelnen Autor schwer, sich auf diesem Gebiet zurechtzufinden, und er steht in Gefahr, heute alles Trauma zu nennen, was in der einen oder anderen Weise einen pathogenen Einfluß auf die psychische Persönlichkeit ausübt«, stellte bereits Anna Freud (1967, S. 14) fest. Wenn also an dieser Stelle zu fordern ist, im Zuge einer Spezifizierung einer Traumadefinition zahlreichen belastenden Lebensereignissen und -bedingungen das Prädikat des Traumatischen vorenthalten, reduziert das in keiner Weiser die ihnen zustehende Relevanz für die Entwicklung von Persönlichkeit oder Psychopathologie. Ganz im Gegenteil könnte es eher darum gehen, die Bedeutung eines entkontextualisierten Traumabegriffs einzuschränken. So schreiben Fonagy und Bateman (2008, S. 14, eigene Übersetzung) in Bezug auf die Interaktion traumatischer Ereignisse und familiärer Lebensbedingungen von Kindern in der Entwicklung von Borderline-Persönlichkeitsstörungen (BPS): »Wir nehmen an, dass die Wirkung des Traumas am besten als Teil eines generelleren Versagens der Berücksichtigung der Kindesperspektive durch Vernachlässigung, Zurückweisung, extreme Kontrolle, nichtunterstützende Beziehungsgestaltung, Inkohärenz und Verwirrung zu verstehen ist«. Die Erfahrung, nicht wahrgenommen, respektiert oder geliebt zu werden, mag dann einem potenziell traumatischen Ereignis erst zu seiner Wirkung verhelfen.

2.3.2 Frühes psychoanalytisches Traumaverständnis

Wie sich bereits aus den Abschnitt 1.1 einleitenden Zitaten angedeutet hat, lag der pathologische Kern des Traumas für Freud und Breuer (1895/1987) in einer Erinnerung, die sich der Abreaktion assoziierter Emotionen verschloss und deshalb nicht weiterverarbeitet werden konnte. Hierfür erkannten sie zwei mögliche Ursachen. Entweder entzog sich die Erinnerung mittels Verdrängung dem Bewusstsein, wohinter Eigenschaften des Ereignisses, soziale Umstände oder persönliche Motive stehen konnten. Oder das Ereignis erfolgte in einem hypnoid-dissoziativen Zustand und bleibt deshalb vom normalen Bewusstseinszustand abgespalten. In der Folge dieser Bedingungen kann die Erinnerungsspur nicht assoziativ verarbeitet werden. In *Jenseits des Lustprinzips* formuliert Freud (1920) sein Traumakonzept in psychoökonomischen Termini. Die mit traumatischen Ereignissen assoziierten großen Erregungsbeträge durchbrechen den Reizschutz des psychischen Apparates und zwingen ihm eine im schlimmsten Fall endlose Reihe von Wiederholungen im

Versuch, sich der Energie durch Abreaktion oder Bindung zu erledigen, auf. Dieser Zustand ist eng mit dem Erleben von Hilflosigkeit und Angst verbunden. Friedrichs (1950) lehnt eine solch »physikalische Betrachtungsweise« bei »Annahme eines eindeutigen Kausalverhältnisses [...] unter dem Aspekt des Energiehaushaltes ohne Rücksicht auf inhaltliche Bestimmungen und Sinnbezüge« (S. 819) ab. Für ihn gehört der »traumatische Charakter eines Erlebnisses [...] der subjektiven Seite des Erlebens an; er wird nicht in seinem objektiven, ereignishaften Anteil begründet« (S. 822). Seither haben unzählige AutorInnen versucht, die Natur der traumatischen Erfahrung zu erfassen. An erster Stelle ist hier die seminale Darstellung der Entwicklung des psychoanalytischen Traumakonzepts von Bohleber (2000) anzuführen. Im Folgenden sollen zentrale Schnittmengen unterschiedlicher Beiträge herausgearbeitet werden.

2.3.3 Vom objektiven Ereignis zur subjektiven Erfahrung

Die obenstehende Übersicht über die psychoanalytische Begriffsinflation hat es bereits klar gemacht: die Definition des objektiven, einer Traumatisierung zugrundeliegenden Ereignisses gehört nicht zu den Stärken des psychoanalytischen Beitrags. Ohne zu verkennen, was – wenn auch erst seit nicht allzu langer Zeit – als Binsenwahrheit gelten kann, dass nämlich die Belastbarkeit der menschlichen Seele nicht im Unendlichen liegt[4], zielt ihr Instrumentarium auf die subjektive Erlebensseite. Nach Nijdam und Wittmann (2015) ist es in der klinischen Situation ratsam, sich nicht von der überwältigend traumatischen Natur eines Ereignisses verführen zu lassen. Stattdessen bleibt es notwendig, mit PatientInnen zusammen eine detaillierte Analyse der Bedeutung des Ereignisses zu entwickeln. Nehmen wir das Ereignis einer Vergewaltigung: für eine Person mag das Unerträgliche der Erfahrung im eigentlichen Akt der aggressiv-sexuellen Überwältigung und der dabei empfundenen Hilflosigkeit, Unterwerfung und Demütigung oder Schmerzen liegen. Für eine

4 Hierzu Lehmacher (2013, S. 73): »Erstmals hatte Karl Bonhoeffer 1947 von einer »Grenze der menschlichen Tragfähigkeit« gesprochen, wobei er allerdings auf psychoseähnliche Zustände infolge von Folter rekurrierte [...]«.

andere Person mag die unterlassene Hilfe eines zufälligen Zeugen oder gar einer nahestehenden Person im Zentrum stehen. Die traumatisierende Eigenschaft erhält die Erfahrung also weniger aus dem Ereignis selbst als aus seiner Beziehung zu früheren Lebenserfahrungen, aktuellen Lebensthemen, oder persönlichen Werten. In diesem Sinne spricht Mitscherlich (1954, S. 565) von der Notwendigkeit, »das Trauma seiner falschen Objektivität zu entkleiden«. Der Verzicht auf die Inklusion normativer oder allgemein belastender Lebensereignisse erscheint dennoch dringend ratsam, wenn das psychoanalytische Traumakonzept nicht in Beliebigkeit und Bedeutungslosigkeit münden soll. Wie angeführt (Fonagy & Bateman, 2008) ergibt sich so die Möglichkeit, die Interaktion traumatischer Ereignisse mit sonstigen widrigen Lebensumständen und Erfahrungen zu betrachten und in ein traumatisches Prozessmodell zu integrieren.

2.3.4 Die unmittelbare Reaktion

Die innere Situation im traumatischen Ereignis wird einerseits mit Erfahrungen »der Überwältigung und eines Überschusses an Gewalt, Angst und Erregung, die seelisch nicht zu binden sind« (Bohleber, 2000, S. 828) oder »*Gefühlen von Hilflosigkeit und schutzloser Preisgabe*« (Fischer & Riedesser, 2009, S. 84, Hervorhebung im Original) beschrieben. Zahlreiche psychoanalytische AutorInnen erkennen in diesen Reaktionen eine Möglichkeit, traumatische von anderen pathogenen Erlebnissen abzugrenzen (Baranger, Baranger & Mom, 1988; Hurvich, 2015; Stern, 1972). Bohleber (2000) schlägt vor, zu ihrer erklärenden Beschreibung am psychoökonomischen Modell festzuhalten. Metapsychologisch werden diese Reaktionen mit einer je nach AutorIn bis zum vollständigen Zusammenbruch reichenden Beeinträchtigung von Abwehrprozessen und weiteren Ich-Funktionen (z. B. Realitätsprüfung oder Handlungskontrolle) in Verbindung gebracht (Freud, 1967; Lorke & Ehlert, 1988; Varvin, 2000)[5]. Ein Versagen der entwicklungsstufengerechten Abwehrorganisation hat aus psychoanalytischer Perspektive

5 Einen anderen Weg schlägt Fernando (2012) ein, der ein Herunterfahren oder Einfrieren der psychischen Verarbeitung im Sinne eines postulierten, dem Pri-

zwangsläufig den Versuch einer Stabilisierung durch Regression auf frühere oder primitivere Abwehrformen zur Folge. So beschreiben Lorke und Ehlert (1988) einen reinfantilisierenden, regressiven Sog, welcher aus dem der Täter-Opfer-Dynamik inhärenten Macht-Ohnmachtsgefälle und der begleitenden überflutenden Angst resultiert. In der Täter-Opfer-Konstellation erkennen sie eine strukturelle Identität mit der infantilen Position. Eine Nebenwirkung dieses Notlösungsversuchs liegt dann darin, dass das Ich von zwei Seiten her unter Druck gerät: »einmal von »außen«, von unkontrollierbaren Reizen, die es völlig zu überschwemmen drohen, und zum anderen von »innen«, durch die Reaktivierung infantiler Ängste, die es nicht mehr zuverlässig von der Realität unterscheiden kann« (Lorke & Ehlert, 1988, S. 506).

2.3.5 Die Ebene der Persönlichkeitsstrukturen

Aus welcher Eigenschaft beziehen traumatische Ereignisse ihr besonderes pathogenes Potenzial? Bereits Lorenzer (1966, S. 490) betrachtete »eine strukturelle – und d. h. bleibende – Veränderung des psychischen Apparates [...] unter dem Druck des Traumas« als entscheidendes Kriterium. Als von Traumatisierungen betroffene strukturelle Dimensionen werden unter anderem Abwehrorganisation und Objektbeziehungsrepräsentanzen angeführt. In Ergänzung des für die akute traumatische Phase beschriebenen Zusammenbruchs der Abwehr nehmen zahlreiche AutorInnen spezifische – typischerweise unreife – Abwehrmechanismen als kennzeichnend für Traumafolgestörungen an (z. B. Fernando, 2012; Grubrich-Simitis, 1979; Lorenzer, 1965). Ein weiterer zentraler Ansatzpunkt der strukturzersetzenden Wirkung traumatischer Ereignisse sind aus psychoanalytischer Perspektive die Niederschläge insbesondere früher interaktioneller Erfahrungen. Unter diesen Erfahrungen bilden sich unser Selbstkonzept, unsere inneren Arbeitsmodelle in Bezug auf andere Menschen und das, was wir von ihnen zu erwarten haben, sowie resultierende Reaktionstendenzen heraus. Naturgemäß kommt der Interaktionen mit unseren zentralen Bezugspersonen eine besondere Rolle

---

mär- und Sekundärprozess zur Seite gestellten Zeroprozess von Veränderungen auf Seiten der Abwehr abgrenzt.

in diesem Prozess der Prägung unserer Persönlichkeit und der psychischen Strukturen, auf denen diese beruht, zu. Zahlreiche TheoretikerInnen haben diese Verhältnisse mit spezifischen Modellen abzubilden versucht. So spricht Kernberg (z. B. Clarkin, Yeomans & Kernberg, 2006) von inneren Objektbeziehungen, in welchen er die Bausteine unserer psychologischen Struktur erkennt. Diese bestehen aus einer Selbst- und einer Objektrepräsentation sowie einem beide verbindenden Affekt. Stern (1985) formuliert das Konzept generalisierter Interaktionsrepräsentanzen, Fonagy (2009) erkennt den zentralen Wirkort der Interaktion mit den Pflegepersonen im Bindungssystem und resultierenden inneren Arbeitsmodellen. Ohne die z. T. erheblichen Unterschiede zwischen solchen Ansätzen egalisieren zu wollen, können drei Gemeinsamkeiten festgehalten werden. Dies sind die zentrale Rolle insb. früher Interaktionserfahrungen, ihre Abbildung in überdauernden psychischen Strukturen, und deren organisierende Wirkung auf zukünftiges Erleben und daraus resultierendes Verhalten.

Im Einfluss traumatischer Erfahrungen auf Objektbeziehungsrepräsentanzen ist natürlich die Beeinträchtigung einer bereits entwickelten Struktur im hier betrachteten Fall des Erwachsenentraumas von den Folgen traumatischer Ereignisse auf eine sich in der Entwicklung befindende Struktur zu unterscheiden. Bohleber (2000, S. 821) fasst Beiträge von Laub (z. B. Laub & Auerhahn, 1991) zusammen:

> »Die kommunikative Dyade zwischen dem Selbst und seinen guten inneren Objekten bricht auseinander, was absolute innere Einsamkeit und äußerste Trostlosigkeit zur Folge hat. Die traumatische Realität zerstört den empathischen Schutzschild, den das verinnerlichte Primärobjekt bildet, und destruiert das Vertrauen auf die kontinuierliche Präsenz guter Objekte und die Erwartbarkeit mitmenschlicher Empathie, nämlich daß andere die grundlegenden Bedürfnisse anerkennen und auf sie eingehen.«

Laub (2000, S. 865) verwendet für diesen »Zustand innerer Objektlosigkeit« die Metapher einer »Erfahrung des leeren Kreises«. Küchenhoff (2004, S. 825) zieht die Bedeutung triangulierender Erfahrungen für die Entwicklung der psychischen Struktur als Verständnishilfe heran: »Im Trauma wird die [...] trianguläre Struktur von Selbst, Objekt und Anderem zerstört. Der Andere erlaubt dem Selbst nicht mehr, die Differenzerfahrung zwischen Objekt und Anderem überhaupt erstmals zu machen oder sich immer wieder an ihr abzuarbeiten«. Unter Anwendung der Objektbeziehungstheorie konzeptualisieren Lorke und Ehlert (1988), wie spezifische Effekte traumatischer Ereignisse wie die Herausbildung von Täterintrojekten oder das sogenannte Stockholmsyndrom verstanden werden können. Der äußere Angriff durch den/die TäterIn wird demnach im Zuge des beschriebenen regressiven Sogs von einer inneren Dynamik der Reaktivierung infantiler Ängste komplettiert. Es kommt zu einem vollständigen Abbruch aller narzisstischer Besetzungszufuhr von außen wie von innen. »Die traumatische Regression ist auf diese Weise unauflöslich mit der Suche nach einem Hilfsich verbunden, an das die vom Ich unter dem Druck der eigenen Ohnmacht aufgegebenen, aber überlebenswichtigen Ichfunktionen delegiert werden können« (S. 508). Das tragische an der traumatischen Situation ist nun, dass einzig der/die TäterIn als mächtiges Gegenüber zur Verfügung steht:

> »*Die Delegation der Ichfunktionen, das Liebesbedürfnis und die Verschmelzungswünsche, die das Verfolgungstrauma im Opfer induziert, richten sich auf niemand anderen als auf den Täter.* Er, der ja de facto über Leben oder Sterben, über Wert oder Unwert des Opfers entscheidet, wird vom Opfer erlebt, als sei er das Primärobjekt. Der Täter gerät also in die Position der frühesten Elternimagines, und er erhält damit deren Allmacht und deren narzißtische Qualitäten; er wird zum Garanten des psychischen Überlebens des Opfers« (S. 510, Hervorhebung im Original).

Es kommt nun zu einer Introjektion eines angenommenen (phantasmatischen) Verbots des Täters/der Täterin, durch dessen Überschreitung die Liebe des Primärobjektes verloren wurde, zusammen mit dem anscheinend aus diesem Übertritt resultierenden Fremdbild des Täters/der Täterin (Selbst als böse) ins Selbstbild. Dieses Introjekt kann nicht aufgegeben werden, obwohl es das Opfer in seiner eigenen Identität bedroht, weil es das Versprechen einer Versöhnung enthält.

Eine noch detailliertere metapsychologische Analyse des introjektiven Geschehens führt Rosenberg (2010) durch[6]. Er geht dabei von der dargestellten Annahme aus, dass die persönlichkeitskonstituierenden Repräsentationen Selbst-, Objekt- und Affektaspekte verbinden. Das Ich intro-

6 Ich danke Herrn Frank Rosenberg für die freundliche Kommentierung einer früheren Version dieses zusammenfassenden Abschnitts.

jiziert im traumatischen Erleben also nicht nur ein Bild des traumatisierenden Objekts, sondern auch Anteile des abgespaltenen Selbsterlebens und die »die Interaktion und Handlungsintentionen begleitenden Affekte, Kognitionen, Phantasien, sensorischen Wahrnehmungseindrücke sowie kontextuelle Faktoren der Umgebung« (S. 25). Traumatische Introjekte zeichnen sich gemäß Rosenberg (2010) also nicht durch einseitige Selbst- oder Objektzugehörigkeit aus (bspw. in Form alleiniger Täterintrojekte), sondern unter anderem durch die folgenden Eigenschaften:

- Introjekte stellen eine Repräsentationsform dar, welche durch Globalität, Unvollständigkeit, Rigidität und diktatorischen Machtanspruch gekennzeichnet ist. Dies impliziert, dass der Austausch zwischen Ich und Introjekt nicht wie bei reiferen Repräsentationen vom Ich kontrolliert (Schaffung eines Denkraums), sondern vom Introjekt dominiert wird (»agiertes Verhalten ersetzt das geistige Probehandeln« (S. 70).
- Es erfolgt keine Ankoppelung an die vorbestehende Repräsentanzenstruktur durch reife sekundäre Identifikation, so dass die Introjekte »dem Ich als fremdartige innere Objekte gegenüber« treten (S. 23).

Einerseits reflektieren die Introjekte also intrusiv gegen die Ich-Struktur wirkende innere Objekte, die umso konkretistischer als Stimmen oder sogar innere Gestalten erlebt werden, je unreifer das Strukturniveau der PatientInnen entwickelt ist. Anderseits – insbesondere bei frühen Typ-II-Traumata – entwickeln sie sich zu charakterologisch verankerten Persönlichkeitsstrukturen mit einhergehendem Risiko der späteren Entwicklung einer Persönlichkeitsstörung. Drittens bilden sie dissoziierte Wahrnehmungseindrücke aus traumatischen Situationserfahrungen ab, die durch entsprechende Hinweisreize aus dem Zustand der Verleugnung und Abspaltung gehoben werden können.

Mittels des konservierenden Introjekts kann das Ich die innere Beziehung zum benötigten Objekt aufrechterhalten. Gleichzeitig macht es sich zu dessen Komplizen, weil es hiermit die eigene Entwertung unterschreibt. In diesem Zusammenhang ist das Agieren zu verstehen, welches häufig genug, dem Wiederholungszwang folgend, der Befriedigung un- oder vorbewusster Strafbedürfnisse untersteht.

Rosenberg vertritt nun die Ansicht, dass den Affekten dabei die Rolle der Energetisierung der Introjektbesetzungen zukommt. Hat beispielsweise ein Gewaltopfer die Schuld des Täters/der Täterin bzw. dessen/deren Schuldzuschreibungen an das Opfer introjiziert, kommt es aus Gründen der Bewältigung der damit einhergehenden Konflikte zu sekundären Identifikationen mit diesen Introjekten: Ein mögliches Erleben der Schuld des Täters/der Täterin verkehrt sich nun in das Erleben eigener Schuld für die traumatische Erfahrung. Diese Schuldübernahme bietet eine sinnstiftende Erklärung für das Handeln des Täters/der Täterin, seine/ihre Rehabilitierung die Chance auf Bindungserhalt zum äußeren und inneren Objekt. Konfliktspannungen zwischen dem die Identifikation auslösenden Ich und den Anteilen des Überich, welche die Introjekte beherbergen einerseits, und den vom Trauma nicht betroffenen Überichanteilen anderseits münden dann in einen Schuldteufelskreis, der sich aus den Komponenten von Schuldgefühl, Strafbedürfnis und Reinszenierung zusammensetzt.

Im Zuge der unreifen sekundären Identifikationen wird das Introjekt als etwas zum Selbst zugehöriges erlebt, was eine illusionäre Teilhabe an der introjizierten Objektmacht ermöglicht. Rosenberger legt dar, wie die Lebensverläufe vieler Traumatisierter davon zeugen, dass solche Zustände in späteren Beziehungen per Wiederholungen durch objektgerichtetes Agieren oder durch gegen das Selbst gerichtetes masochistisches und selbstverletzendes Verhalten Ausdruck finden, letztendlich aber eine Bestätigung der eigenen Existenz, narzisstischen Gewinn im Beweis von Überlebensstärke, und ein Stück Autonomie und Aktivität ermöglichen.

Diesen Abschnitt zur Bedeutung von Persönlichkeitsstrukturen für das Verständnis des traumatischen Prozesses zusammenfassend sei noch einmal Bohleber (2000, S. 828) angeführt: »Objektbeziehungstheoretische Modellbildungen stellen mit dem Zusammenbruch der inneren tragenden Objektbeziehungen die gänzliche Verlassenheit und die Unterbrechung jeglicher affektiver Bindung und innerer Kommunikation in den Mittelpunkt […]«. Seine Schlussfolgerung, dass dies »[…] zur Folge hat, daß das Traumanarrativ nicht integriert werden kann« (ebd.), leitet zum nächsten Abschnitt über.

2.3.6 Die Repräsentation des Traumas

Aus lacanianischer Perspektive formulieren Ruettner, Siegel und Götzmann (2015, S. 718) zum psychischen Register des Realen: »Es ist das Unmögliche; das, was nicht imaginiert oder in die symbolische Ordnung integriert werden kann. Diese mangelnde Integrierbarkeit ist das traumatische Element des Realen«. Damit ist mit der mangelnden Integration ein definierendes Charakteristikum der Repräsentation des Traumas benannt. Küchenhoff (2004, S. 832–833) betont die Bedeutung der triangulären Struktur von Selbst, Objekt und Anderem für die symbolisierende Funktion:

> »Diese Differenz ist eine, die herausfordert, die Intentionalität begründet, Neugier oder Interesse. Sie begründet insbesondere die Sprache. Differenzerfahrung, darin sind sich die Analytiker, die mit der Entstehung des Symbolischen oder des Denkens befaßt gewesen sind, einig, ist die Bedingung der Möglichkeit von Repräsentation. Im Trauma geht der Andere verloren, damit auch die Differenz, und dieser Verlust des Anderen führt zu der Sprachlosigkeit, aus der die traumatisierten Menschen herauszuführen die Aufgabe jeder Psychotherapie ist und bleibt«.

Wenn der Täter/die Täterin das Selbst »zu einer verfügbaren Sache degradiert (desobjektalisiert), zerstört er im Selbst den durch die Differenzerfahrung aufgespannten Möglichkeits- oder Phantasieraum« (S. 825). Aus Perspektive der französischen Mentalisierungsschule schreibt Varvin (2000, S. 902):

> »Diesem Verständnis zufolge ist das Trauma gerade aufgrund dieser Beschädigung der kulturellen und sozialen Verknüpfung, die durch die bezeichnend-bedeutende Vermittlung hergestellt wird, pathologisch; es handelt sich um eine Beschädigung, durch die der Umwandlungsprozeß von körperlicher Erregung in psychischen Inhalt sowie die weitere Reorganisierung der Ebenen psychischer Repräsentation abgekürzt ist«.

In einem späteren Aufsatz zum Zusammenhang von Trauma und Migrationserfahrung (Varvin, 2016, S. 838-839) schreibt er weiter:

> »In der Regel entzieht sich eine extreme Traumatisierung (etwa durch Vergewaltigung oder Folter) der Sinnverarbeitung, während sie geschieht; die Situation lässt es nicht zu, dass sich eine innerpsychische dritte Position ausbildet, in der die Person zu dem, was geschieht und geschehen ist, eine reflektierende Distanz herzustellen vermag. Die für die Sinngebung so essenzielle innere Be-

zeugungsfunktion wird in solchen Extremsituationen (wie Folter und andere schwere Misshandlung) ausgehebelt, so dass das Individuum außerstande ist, die ihm zugefügten Grausamkeiten auch auf einer symbolischen Ebene wahrzunehmen. Wenn zudem die externale Bezeugungsfunktion ausfällt, die ein Containment der Qualen ermöglicht hätte, ist die traumatisierte Person auf sich selbst zurückgeworfen. Das führt oft dazu, dass die traumatisierenden Erfahrungen in der Psyche als fragmentierte Teilstücke verbleiben, die sich nur in körperlichem Schmerz, Dissoziationszuständen, Alpträumen und Beziehungsstörungen äußern können. Die traumatisierte Psyche versucht dann, Erfahrungen nach unbewussten Schemata oder Szenarien zu organisieren, die in Beziehung zu anderen und zur eigenen Person in verschiedenen mehr oder weniger verdeckten Formen zum Ausdruck kommen«.

In Folge der Beschädigung der inneren Objektrepräsentanz beschreibt Laub (2000, S. 862): »Der Erfahrung der Überlebenden fehlen Struktur und Repräsentation – die Fähigkeit, sich und anderen die eigene Geschichte zu erzählen«.

Aus semiotischer Perspektive wendet Chinen (1987) in einem bemerkenswerten Aufsatz ein Konzept symbolischer Modi in Objektbeziehungen auf die Repräsentationen traumatischer Ereignisse sowie Selbst- und Objektrepräsentationen bei zwei traumatisierten Patienten an. Für das Verhältnis von symbolischer Repräsentation (Symbol) und bezeichnetem Objekt oder Erfahrung (Referent) unterscheidet er vier Modi. Im Präsentationsmodus werden Symbol und Referent nicht unterschieden – das Verschmelzen von Vergangenheit und Gegenwart in dissoziativflashbackartigen Erfahrungen lässt sich demnach als eklatanter Symbolisierungsmangel beschreiben. Traumabezogene Affekte und Kognitionen (bspw. Rachephantasien) können aus Angst vor Realisierung nicht ausgedrückt werden, da sie nicht ausreichend von der Realität unterschieden werden. Im Modus der Universalität wird erstmals deutlich, dass das Symbol auf einen Referenten verweist, diese Beziehung geht jedoch mit einer Übergeneralisierung einher und erlaubt noch keine differenzierende Spezifizierung des Bezeichneten. Hier kann man beispielsweise an Aspekte von Selbst- oder Objektrepräsentationen denken (z. B. wahrgenommenes, eigenes Versagen während des traumatischen Ereignisses, welches von posttraumatischen Schuldgefühlen begleitet wird), die undifferenziert verallgemeinert werden. Im Suspensionsmodus ist die Trennung von Symbol und Bezeichnetem vervollständigt, was symbolische Operationen erlaubt, die jedoch als von der Realität strikt abgetrennt erlebt werden. Hier könnten etwa unterschiedliche Perspektiven auf das Ereignis und die damit zusammenhängenden Aspekte von Selbst- und Objektrepräsentanzen erstmals erkundet werden. Im Modus der Signifikation können dann flexible Assoziationen zwischen getrennten und klar spezifizierten Symbolen und Objekten gebildet werden – Wiedererinnern bedeutet nun nicht mehr Wiedererleben. Chinen betont, dass das Level der Symbolisierungs bereichsspezifisch unterschiedlich ausfallen kann und gerade »untolerierbares Material nie angemessen symbolisiert ist« (S. 399, eigene Übersetzung).

Zusammenfassend bleibt festzuhalten, dass mit der beschriebenen Beschädigung (▶ Kap. 2.3.5) der inneren Welt der Objekte ein Nachgeben der Stützpfeiler unseres innerpsychischen Raumes und der an diesen gebundenen Symbolisierungsfunktion impliziert wird. Wie ein Computer eine Datei, deren Format er nicht kennt, nicht bearbeiten kann, sooft man auch auf »Datei öffnen« klickt, gelingt keine Übersetzung in ein sprachliches oder sonstiges bedeutungsgebendes Repräsentationssystem. Damit prallen wir immer wieder auf die ursprüngliche traumatische Erfahrung an sich, ohne die Distanzierung, Bearbeitung und Integration erlaubende Symbolisierung.

2.3.7 Die soziale Dimension

Vom Ereignis zum sozialen Prozess

Grünberg und Markert (2016, S. 429) stellen fest: »In der Psychoanalyse wird Trauma nicht nur als traumatisches Ereignis bzw. Geschehen verstanden, sondern in seinem Prozess-, Verarbeitungs- und vor allem in seinem Bedeutungszusammenhang betrachtet. Seine Bedeutung als Trauma kann sich unter Umständen auch erst im Nachhinein manifestieren.« Wie kein zweiter hat Keilson (2005) zum Verständnis des traumatischen Geschehens als nicht abschließbarem Prozess beigetragen. Auf Grundlage seiner wissenschaftlich begleiteten Arbeit mit jüdischen Kriegsweisen in den Niederlanden, deren Eltern während der Shoa umgebracht worden waren, formuliert er das Konzept der sequentiellen Traumatisierung. Dabei unterscheidet er drei Phasen im traumatischen

Prozess. Die erste Phase erkennt er in mit der deutschen Besetzung der Niederlande beginnender Verfolgung und Terror gegenüber der jüdischen Bevölkerung. Als zweite Phase konzeptualisiert er die akute direkte Verfolgung mit Erlebnissen wie Deportation in ein Konzentrationslager oder Aufenthalt in einem Versteck. In der Nachkriegszeit, in welcher der Frage der Vormundschaftszuweisung eine zentrale Rolle zukam, erkannte Keilson die dritte Phase. Wie Keilson nachweist, üben nicht nur die furchtbaren Erfahrungen während der akuten Verfolgung einen Einfluss auf die weitere psychosoziale Entwicklung der überlebenden Kinder aus. Im Gegenteil: »Kinder mit einer günstigen zweiten, aber einer ungünstigen dritten Sequenz zeigen ca. 25 Jahre später ein ungünstigeres Entwicklungsbild als Kinder mit einer ungünstigeren zweiten, aber einer günstigen dritten traumatischen Sequenz« (Keilson, 2005, S. 430). Die Theorie der sequentiellen Traumatisierung wurde von Becker (2007) präzisiert und auch auf den Kontext von durch sozialpolitische Traumatisierung erzwungener Migration erweitert. Ganz im Sinne dieser Position fasst Varvin (2018, S. 206, eigene Hervorhebung) zusammen:

> »Posttraumatische Prozesse sind abhängig vom Grad der Persönlichkeitsorganisation, von vorausgegangenen traumatisierenden Erfahrungen, von den zum Zeitpunkt der erlebten Gräuel gegebenen Umständen und – *besonders bedeutsam – von der Art und Weise, wie im Anschluss an das Geschehen auf das Opfer eingegangen wurde* […]«.

Exkurs: Zum Begriff des kollektiven Traumas

Die Berücksichtigung sozialer Prozesse hat jedoch nicht nur hilfreichen theoretischen Entwicklungen den Weg geebnet. Wie auch das Konzept individueller Traumatisierungen erfreut sich dasjenige kollektiver Traumata großer Beliebtheit. »Über Attentate wie jene vom 11. September 2001 oder das Massaker in Norwegen kann man nicht schweigen. Jede demokratische Gesellschaft muss ein solch kollektives Trauma ausführlich und öffentlich verarbeiten«, schreibt die WOZ in ihrer 31. Ausgabe vom 04.08.2011. »Mit kollektivem Trauma […] meine ich einen Schlag gegen das grundlegende Gewebe des sozialen Lebens, welcher die Verbindungen der Menschen untereinander verletzt und die vorherrschende Empfindung von Gemeinschaft beeinträchtigt«, formuliert Erikson (1976, S. 154, zitiert nach Erikson 1991). Aber macht die Annahme eines traumatisierten Kollektivs, sofern nicht alle Angehörigen dieses Kollektivs traumatische Ereignisse erlebt haben, Sinn? Brunner (2010) listet in seinem kritischen Beitrag sich scheinbar anbietende Parallelen individueller und kollektiver Traumafolgen an. An den Bereich des traumatischen Wiedererlebens (▶ Kap. 3) erinnert der von Volkan (2000) beschriebene flashbackartige Zeitkollaps, bei welchem Vergangenheit und Gegenwart kollektiv-psychisch eins werden. Den PTBS-typischen Vermeidungssymptomen entspräche die mit dem Begriff der *conspiracy of silence* (Danieli, 1984) beschriebene Tabuisierung des Themas, welche sich häufig in den ersten Jahrzehnten nach Genoziden auf Täter- wie auf Opferseite beobachten lässt. Die psychophysiologische Übererregung im Rahmen der PTBS-Diagnose lässt sich in Gruppen beobachten, wenn die tabuisierten Themen dennoch angesprochen werden. Wie im Rahmen der Konzepte der auserwählten (Volkan, 2000) oder kulturellen (Alexander, 2004) Traumata analysiert wird, handelt es sich hierbei jedoch um sozialpsychologische Phänomene, für welche das Thema der Gruppenidentität von Relevanz ist. Alexander (2004) analysiert die kommunikativen Akte, über welche ein Traumanarrativ über den erfahrenen Schmerz entsteht, welches Teil des Kerns des kollektiven Identitätsgefühls wird. Volkan (2000) betont das offensichtliche Missbrauchspotenzial solcher sozialpsychologischen Mechanismen. Beide Autoren belegen, dass Gelingen oder Scheitern der Verankerung der Repräsentation eines Traumanarrativs in der Gruppenidentität unabhängig vom Vorliegen oder Nichtvorliegen eines realen massenhaft erfahrenen Unglücks ausfallen können.

Ein hilfreiches Konzept, welches die gesellschaftliche Dimension massenhafter traumatischer Erfahrungen wie eines Genozids abbildet, ist das des sozialen Traumas (Hamburger, 2018). Hier werden die Auswirkungen für die Verarbeitungsmöglichkeiten einer individuellen traumatischen Erfahrung beschrieben, wenn TäterInnen und Opfer soziale Gruppen repräsentieren und die Viktimisierung von übergeordneten sozialen Strukturen sanktioniert wird (Laub & Auerhahn, 1989). Hamburger (2017, S. 82, eigene Übersetzung) erkennt »die Auslöschung der kulturellen Umgebung als Resonanzkörper« als entscheidenden Mechanismus. Einen etwas anderen Schwerpunkt setzt der bereits angeführte Ansatz des kontinuierlichen traumatischen Stresses (Straker et al., 1987). Hier fehlt es unter anderem an einem gesellschaftlich verankerten Referenzpunkt einer nicht-traumatischen Realität, welcher erlaubt, das Erlebte als ethisch zu verurteilende Abweichung von dieser einzuordnen.

Solche Konzepte erlauben es, die Aspekte der individuellen traumatischen Erfahrung, der Bedeutung gesellschaftlicher Verhältnisse für ihre Verarbeitung, und Prozesse der Gruppenidentität voneinander zu trennen. Entsprechend ist Brunner (2010, S. 10) beizupflichten, wenn er schlussfolgert:

> »Ich glaube, dass wir dieser Problematik nur begegnen können, wenn wir uns vom Begriff des ›Kollektiven Traumas‹ verabschieden. Entweder wird ein solches ›kollektives Trauma‹ nämlich nur metaphorisch als Erschütterung der Kommunikationsstrukturen einer Gesellschaft oder als narzisstische Kränkung einer Großgruppe verstanden. Für ein solches Verständnis ist aber ein Rekurs auf die Traumatheorie selbst unnötig, sorgt eher für Verwirrung. Oder aber es werden damit wirklich die gesellschaftlichen Auswirkungen massenhafter Traumatisierungen nach massiven Gewaltereignissen zu fassen versucht, und dafür verdeckt der Begriff des ›kollektiven Traumas‹ in seiner Unterkomplexität mehr als er erhellt, denn traumatisiert im klinischen Sinne werden nur Einzelpersonen.«

Die Langzeitreaktion aus Perspektive der Zwei-Personen-Psychologie

Erlebnisse, die geeignet sind, traumatische Prozesse in Gang zu setzen, führen häufig zu nur vorübergehenden Erschütterungen im Sinne von Anpassungsleistungen (▶ Kap. 3). Bei einem Teil der Betroffenen persistieren oder entwickeln sich jedoch überdauernde Verschiebungen im psychischen Gleichgewicht. Die zentrale Frage ist also, welcher Aspekt verhindert ein nachträgliches Durcharbeiten, eine nachträgliche Integration der traumatischen Erfahrung? Horowitz (1976) nimmt an, dass dem Bedürfnis nach Integration der neuen Information die Vermeidung extremer belastender Emotionen entgegensteht, so dass es zu einem Oszillieren zwischen dem Wiedererleben und der Vermeidung traumatischer Erinnerungen kommt. Ganz ähnlich spricht Lorenzer

(1965, S. 698) davon, »[...] daß in der traumatischen Situation »ein unerträgliches Erlebnis Wirklichkeit wird«, das Ich also in seiner Wahrnehmung genau in jene Lage gerät, die es aus Gründen der Beziehung zu den anderen intrapsychischen Instanzen unbedingt vermeiden muß«. Dies ist weitgehend intrapsychisch oder aus der Perspektive einer Ein-Personen-Psychologie argumentiert. Dies deckt sich mit der Auskunft eines Patienten, der seine Erzählungen, wenn sie sich einem katastrophalen Unfallereignis annäherten, jedes Mal mit Tränen in den Augen abbrach und auf Nachfrage erklärte, dass er nicht weiter auf seine Erfahrung eintreten wolle, da dies nicht gut für ihn sei. Hier darf aber nicht vergessen werden, dass sich unsere psychischen Strukturen in der Interaktion mit unserer sozialen Umwelt entwickeln. Denkt man diesen Ansatz zu Ende und legt der posttraumatischen Vermeidung eine konsequente Zwei-Personen-Psychologie (Gill, 1982) zu Grunde, dann ist die Vermeidung des Durcharbeitens und Integrierens der traumatischen Erfahrung im realen oder verinnerlichten Gegenüber und assoziierten Selbstzuständen begründet. Dabei ist die Wahrnehmung des realen Gegenübers natürlich immer von den verinnerlichten und verallgemeinerten Erfahrungen mit früheren wichtigen Bezugspersonen vermittelt. Als zentraler Mechanismus, welcher der Chronifizierung posttraumatischer Zustände zugrunde liegt, sei an dieser Stelle also die aus früheren sozialen Erfahrungen resultierende Notwendigkeit, das Erleben und Kommunizieren eines spezifischen kognitiv-emotionalen Zustands zu vermeiden, postuliert. Der interpersonelle Ursprung der Kriterien, anhand derer über den Vermeidungsbedarf entschieden wird, ist sicherlich oft nicht erinnerbar oder bewusstseinsfähig. So individuell wie die der Persönlichkeitsstruktur zugrundeliegenden Objektbeziehungsrepräsentanzen, so ideosynkratisch muss auch das Vorgehen bei der Rekonstruktion dieses Vermeidungsbedarfs ausfallen. Dieses Konzept hat weitreichende behandlungstechnische Implikationen (► Kap. 5).

Zusammenfassung

Für ein psychoanalytisches Traumakonzept sind bis hierhin die folgenden Annahmen zentral:

- Trauma ist kein objektives Ereignis, sondern eine subjektive Erfahrung
- Die unmittelbare Reaktion ist gekennzeichnet durch Hilflosigkeit, Zusammenbruch der Abwehr und Regression.
- Zentraler Wirkort der traumatischen Erfahrung sind Persönlichkeitsstrukturen mit Funktionen wie Abwehr oder Repräsentanzen von Objektbeziehungen.
- Mit der Beschädigung der Welt der inneren guten Objekte geht eine Einschränkung der Symbolisierungsfähigkeit und Integrierbarkeit der traumatischen Erfahrung einher
- Trauma impliziert einen nicht abschließbaren sozialen Prozess.
- Aufrechterhaltender Faktor ist die aus einer Perspektive der Zwei-Personen-Psychologie zu verstehende Vermeidung. Diese verhindert das für Durcharbeiten und Integrieren der traumatischen Erfahrung notwendige Erleben und Ausdrücken des eigenen kognitiv-emotionalen Zustands.

Im Vergleich der angeführten Konzepte fallen etliche Gemeinsamkeiten, aber auch wesentliche Unterschiede auf. Deutlich ist beispielsweise der Kontrast zwischen dem Stellenwert eines objektiven Ereigniskriteriums im DSM-V und der Betonung der subjektiven Erfahrung durch psychoanalytische AutorInnen. Kognitive wie psychoanalytische Ansätze messen unmittelbaren Erfahrungen wie der Empfindung einer mentalen Niederlage (Ehlers et al., 2000) oder Hilflosigkeit und Überwältigung (Fischer & Riedesser, 2009) eine wichtige Rolle bei. Sowohl die erwähnten kognitiv-behavioralen als auch die psychoanalytischen Modelle nehmen die sich einer Integration verweigernde Speicherung oder Repräsentation der traumatischen Erinnerungen wahr. Während die erstgenannten Modelle hierin eine zentrale Ursache und in der PTBS damit eine Gedächtnisstörung erkennen, erscheint dies aus psychoanalytischer Perspektive mechanisch (Bohleber, 2007). So messen denn die einen TheoretikerInnen peritraumatischen Aspekten wie Aufmerksamkeitseinengung oder neurokognitiven Dysfunktionen zentralen Erklärungswert bei, während die anderen auf biografische Bedeutungszusammenhänge verweisen und die Interaktion mit inneren Objektbeziehungen anführen. Natürlich erkennen auch die kognitiven Ansätze die Rolle von Bedeutungszusammenhängen an. Mit der Fokussierung auf Bedrohungsbewertungen oder maladaptive Interpretationen ist hier jedoch eine starke Einschränkung des Bedeutungskonzepts im Vergleich zu psychoanalytischen Ansätzen festzustellen. Hinter den von kognitiven Ansätzen beschriebenen vorbestehenden Überzeugungssystemen stände aus psychoanalytischer Sicht die Wirkung der inneren Objektbeziehungsrepräsentanzen. Die interpersonellen Implikationen fallen aber wieder sehr unterschiedlich aus, was sich gut im Kontrast der hier geforderten Zwei- vs. Ein-Personen-Psychologie abbilden lässt. Ein weiterer Unterschied ist die Art der empirischen Verankerung der Konzepte. Während sich die kognitiv-behavioralen Ansätze in der psychiatrisch-psychologischen und neurokognitiven Forschung verankern, argumentieren viele psychoanalytische Autoren klinisch. Sicherlich ist Fernando (2012, S. 1070) uneingeschränkt zuzustimmen, wenn er feststellt: »Es wartet eine Welt von Phänomenen darauf, erforscht zu werden. Natürlich haben schon viele analytische und nichtanalytische Autoren eben dies getan.« Wenn er aber das Verhältnis von konzeptuellem und empirischem Reichtum solcherart beurteilt, dass die »Hauptschwierigkeit, die einer weiterreichenden Erkundung im Weg steht, […] nicht ein Mangel an Daten, sondern ein Mangel an konzeptueller Klarheit« ist, dann erscheint diese Schlussfolgerung in Bezug auf psychoanalytische Beiträge zumindest fraglich zu sein. Entsprechend bemüht sich das folgende Kapitel um eine *tour d'horizon* zu empirischen Daten der psychotraumatologischen Grundlagenforschung.

Literatur zur vertiefenden Lektüre

Becker, D. (2007). *Die Erfindung des Traumas – Verflochtene Geschichten* Berlin: Freitag Mediengesellschaft.

Bohleber, W. (2000). Die Entwicklung der Traumatheorie in der Psychoanalyse. *Psyche, 54*(9-10), 797-839.

Fragen zum weiteren Nachdenken

Kudler (2012) führt seine Überlegungen zum Traumakonzept unter drei Gegensatzpaaren auf, die gemäß seiner Darstellung ausgehend vom Dissens zwischen Freud und Breuer bis heute das Feld der Psychotraumatologie spalten. Diese seien hier in Form dreier Fragen präsentiert.

- Ist Trauma ein vergangenes äußeres Ereignis oder ein andauernder innerer Prozess?
- Ist Trauma ein biologisches oder ein psychologisches Ereignis?
- Treffen wir das Trauma in der Psyche unserer PatientInnen oder in der therapeutischen Beziehung an?

3 Von der konzeptuellen zur empirischen Forschung

Einführung

Zu Beurteilung der Validität der in Kapitel 2 erarbeiteten Aspekte eines psychodynamischen Traumakonzepts führt das vorliegende Kapitel Ergebnisse der empirischen Forschung an. Dabei wird die Struktur der konzeptuellen Darstellung in Kapitel 2 beibehalten. Dem werden zum besseren Verständnis eine Einführung in die Diagnostik traumabezogener Psychopathologie und einige kontextualisierende Ergebnisse der psychotraumatologischen Grundlagenforschung vorangestellt.

Lernziele

- Reflexion der unterschiedlichen Weiterentwicklungen der PTBS-Diagnose in DSM-5 und ICD-11.
- Schaffung einer empirischen Grundlage für die Bewertung zentraler Annahmen psychodynamischer Traumatheorien.
- Entwicklung eines Bewusstseins für methodische Aspekte, welche die Interpretation empirischer Forschungsergebnisse erschweren.

3.1 Posttraumatische Psychopathologie

Im Kreise der Traumafolgestörungen nimmt die posttraumatische Belastungsstörung einen prominenten Platz ein. Wie an anderer Stelle gezeigt (Wittmann, 2008), kann man von einem regelrechten PTBS-Forschungsboom sprechen, in dessen Zuge sich die Anzahl von Publikationen zur PTBS sehr viel schneller vervielfachte als dies bei anderen ICD-F4-Diagnosen zu beobachten war. Während sich ICD-10 und DSM-IV betreffend ihrer diagnostischen PTBS-Kriterien noch weitgehend ähnelten, sind für ihre Nachfolger entgegengesetzte Richtungen eingeschlagen worden. Das DSM-5 (309.81) führt nun vier statt drei Symptomcluster an, nämlich die Bereiche des intrusiven Wiedererlebens, der Vermeidung, negativer Veränderungen in Stimmung und Kognition, sowie psychophysiologischer Übererregung. Für das Wiedererleben des traumatischen Ereignisses werden mit unfreiwilligen und intrusiven belastenden Erinnerungen (B1), wiederkehrenden, belastenden Träumen (B2), Flashbacks (B3) sowie psychischer (B4) wie physiologischer (B5) Reagibiliät bei Konfrontation mit traumatischen Hinweisreizen fünf Kriterien aufgelistet. Flashbacks unterscheiden sich dabei von anderen Formen des Erinnerns durch ihre dissoziative Qualität, welche sich im Gefühl, sich in das traumatische Ereignis zurückversetzt zu finden und das Bewusstsein für die aktuelle Umgebung zu verlieren, ausdrücken kann. Symptome der kognitiv-emotionalen Vermeidung (C1) und der aktiven Vermeidung äußerer Hinweisreize (C2) bilden den Vermeidungscluster. Neu hinzugekommen ist der Cluster negative Veränderungen in Stimmung und Kognitionen. Dieser Cluster fasst einerseits (z. T. umformulierte) Items zusammen, die bereits im DSM-IV anzutreffen waren. So die psychogene Amnesie (D1), Interessensverlust (D5), Entfremdung von anderen (D6) oder die Unfähigkeit, positive Gefühle zu empfinden (D7). Gänzlich neu dazugekommen sind ein negativer Gefühlszustand (D4), persistierende und übertriebene negative Überzeugungen oder Erwartungen in Bezug auf sich selber, andere oder die Welt (D2) sowie verzerrte Schuldzuschreibungen sich selbst oder anderen gegenüber (D3). Hierin ist der Einfluss der kognitiven Schule in der DSM-5-Arbeitsgruppe wiederzuerkennen. Mit Reizbarkeit (E1), rücksichtslosem oder selbstdestruktivem Verhalten (E2, ebenfalls ein neues Item), Hypervigilanz (E3), übertriebenen Schreckreaktionen (E4), Konzentrations- (E5) und Schlafstörungen (E6) beinhaltet der Überregungscluster sechs Symptome. Weitere Kriterien verlangen eine Dauer der Symptome von mindestens einem Monat, das Vorliegen klinisch relevanten Leidens bzw. Beeinträchtigung, sowie den Ausschluss der Verursachung der Symptome durch Medikamente, Substanzkonsum oder andere Störungen. Schließlich unterscheidet das DSM-5 noch einen dissoziativen (▶ Kap. 6) und einen *delayed-onset*-Subtyp der PTBS. Letzterer beschreibt die Entwicklung des diagnostischen Vollbilds der PTBS in mindestens sechsmonatigem Abstand zum traumatischen Ereignis. Die Veränderung und Ausdehnung der PTBS-Kriterien ist scharf kritisiert worden (Hoge et al., 2016). Um unmittelbare psychopathologische Reaktionen im ersten auf ein Ereignis folgenden Monat diagnostisch abbilden zu können, bietet das DSM die Diagnose der Akuten Belastungsstörung (308.3) an. Über das Zeitkriterium hinaus (Dauer der Symptome 3 Tage bis ein Monat) unterscheidet sie sich insbesondere durch die Betonung dissoziativer anstelle kognitiver Symptome von der PTBS-Definition.

Anders das aktuell erwartete ICD-11 (vgl. Maercker et al., 2013). Hier wird die Diagnose der PTBS auf drei Kernbereiche – Wiedererleben, Vermeidung, und Bedrohungswahrnehmung – reduziert. Gleichzeitig wird in Form der ergänzenden Diagnose einer komplexen PTBS in Anlehnung an Herman (1992) anerkannt, dass insb. interpersonelle, langandauernde und bereits in der Entwicklung erfolgende Traumatisierungen auch die Persönlichkeitsorganisation mit den Dimensionen der Affektregulation, des Selbstkonzepts und der Beziehungsgestaltung betreffen können.

Jenseits dieses bedauerlichen Auseinanderdriftens der beiden internationalen Klassifikationssysteme ist jedoch festzuhalten, dass die PTBS (einfach oder komplex) nur eine der vielen möglichen psychopathologischen Folgen traumatischer Ereignisse ist. Traumatische Ereignisse stellen Risikofaktoren für praktisch sämtliche Störungsbilder dar (Caspi et al., 2014). Diverse Studien zeigen darüber hinaus, dass die PTBS keineswegs die häufigste psychopathologische Reaktion auf traumatische Ereignisse sein muss (z. B. O'Donnell, Creamer & Pattison, 2004; Ramsay, Gorst-Unsworth & Turner, 1993). Auch tritt die PTBS selten in isolierter Reinform auf. Häufig liegen die Komorbiditätsraten im Bereich 70-80 % (Breslau, Davis, Andreski & Peterson, 1991). Dieser auffällige Befund hat natürlich zahlreiche Erklärungsversuche nach sich gezogen (McFarlane, 2004). Ist das zeitgleiche Vorliegen einer PTBS und einer Depression ein diagnostisches Artefakt aufgrund von Symptomüberlappung? Beispiele für Symptomüberschneidungen sind etwa negative Gefühlszustände oder Konzentrations- und Schlafstörungen. Oder wird man depressiv, wenn man lang genug unter einer PTBS leidet? Steht hinter einer komorbiden Substanzabhängigkeit ein entgleister Versuch zur Selbstmedikation? Empirische Modelltestungen resultieren selten in befriedigenden Antworten auf diese Fragen (Wittmann, Moergeli, Martin Soelch, Znoj & Schnyder, 2008). So werden die von Caspi et al. (2014) empirisch begründeten Zweifel an der Berechtigung eines kategorialen diagnostischen Systems mit seinen als isoliert konstruierten nosologischen Entitäten nachvollziehbar.

Die Identifizierung psychophysiologischer, endokriner wie neuroanatomischer Korrelate von Symptomen der PTBS ist inzwischen so weit ausdifferenziert, dass an dieser Stelle nur ein häufig angeführter zentraler Befund angeführt sei. In einer aktuellen Übersichtsarbeit fassen Fitzgerald, DiGangi und Phan (2018) die PTBS-assoziierte Überaktivierung (para-)limbischer Strukturen wie *Amygdala* und *Insula* in Reaktion auf als bedrohlich bewertete Hinweisreize zusammen. In diesem Zusammenhang ist interessant, dass Stevens und Jovanovic (2019) Hinweise darauf anführen, dass die erhöhte Reaktionsbereitschaft der *Amygdala* auf bedrohliche Hinweisreize auf soziale Stimuli wie Gesichter eingeschränkt sein könnte. Entsprechend betonen Sharp, Fonagy und Allen (2012), dass diese Strukturen nicht nur in Zusammenhang mit der Verarbeitung bedrohungsrelevanter Stimuli, sondern auch mit sozial-kognitiven Prozessen stehen. Eine stärkere Aktivierung des *Hippocampus* auf allgemein negative (nicht nur traumaspezifische), nicht aber positive Inhalte bringen Fitzgerald et al. (2018) mit einer Übergeneralisierung gelernter Reaktionen auf wahrgenommene Bedrohungen in Verbindung. Drittens werden Veränderungen in unterschiedlichen Regionen des präfrontalen Cortex beschrieben. Einer Deaktivierung von Regionen, welche in Regulation von Erregung und Emotionen involviert sind, steht dabei eine Überaktivität von Regionen gegenüber, welche mit der

Einschätzung von emotionalen Zuständen oder Bedrohungspotenzialen assoziiert sind. Aus dem Befund, dass sich PTBS-bezogene Aktivitätsveränderungen in diversen präfrontalen Strukturen nachweisen lassen, schließen die AutorInnen, dass diverse Funktionen wie Aufmerksamkeitssteuerung, Arbeitsgedächtnis, semantische Verarbeitung und emotionale Regulationsstrategien betroffen sind. Insgesamt ordnen sie dabei einer beschädigten Fähigkeit zur Differenzierung von sicheren und gefährlichen Situationen eine zentralere Rolle als einer verstärkten Reaktion auf Gefahrenindikatoren zu. Während Fitzgerald et al. (2018) ihre Ergebnisse aus lerntheoretischer Perspektive interpretieren, lässt sich die von ihnen beschriebene reduzierte Regulation erregungs- und affektassoziierter limbischer Strukturen durch den Präfrontalkortex auch als neurobiologisches Korrelat einer beeinträchtigten Abwehr verstehen.

3.2 Psychoanalytisches Traumakonzept und empirische Forschung

3.2.1 Die unmittelbare Reaktion

Epidemiologische Daten und ihre Interpretation

Wie angeführt charakterisieren psychoanalytische Theorien die unmittelbare traumatische Reaktion mit Erfahrungen wie extremer Angst, Erregung oder Hilflosigkeit, welche im DSM-IV unter dem Schlagwort des subjektiven Stressorkriteriums zusammengefasst gefasst wurden. Dies steht in Einklang mit an großen repräsentativen Stichproben erhobenen Ergebnissen. So finden Breslau und Kessler (2001), dass ca. drei Viertel der von traumatischen Ereignissen Betroffenen solche Reaktionen berichten. Dass diesen Reaktionen keine Bedeutung mehr für diagnostische Entscheidungen gemäß DSM-5 zukommt, liegt darin begründet, dass sie keinen über das objektive Stressorkriterium hinausgehenden Vorhersagewert besitzen (Friedman, Resick, Bryant & Brewin, 2011)[7]. Dieser Befund könnte aus psychoanalytischer Sicht natürlich durch Rückgriff auf das Konzept des Unbewussten relativiert werden. Wenn bei einem großen Teil derer, die kein Erleben von Angst oder Hilflosigkeit berichten, die nämlichen Prozesse jenseits der bewussten Wahrnehmung ablaufen, können auf diesem Kriterium aufbauende statistische Tests keine validen Ergebnisse zeitigen. Entsprechend ist das Wirken von Dissoziation oder anderen Abwehrmechanismen in unsere Überlegungen einzubeziehen. Auch könnte sich diese Diskrepanz mit dem Prinzip der Nachträglichkeit erklären lassen. Diese Faktoren seien im Folgenden der Reihe nach betrachtet. Gemäß der Annahme der Wirkung von Abwehrmechanismen im Moment des traumatischen Ereignisses würden also Personen die Angst etc. nicht wahrnehmen, da sie verdrängt oder dissoziiert wird. Diese Annahme steht jedoch in Kontrast zu anderen psychoanalytischen Konzepten, da ja gerade das Zusammenbrechen der Abwehr (Freud, 1967) bei erlebter Vernichtungsangst (Hurvich, 2015) als definierend für traumatische Ereignisse bezeichnet worden ist. Betrachten wir also das Konzept der Nachträglichkeit. Im hier angeführten Sinne geht dies auf Freuds Beobachtung zurück, dass ein sexueller Übergriff in der Kindheit erst dann psychopathologische Folgen zeitigte, als das betroffene Kind nach der Pubertät durch ein zweites Ereignis hieran erinnert wurde, die sexuelle Natur des ursprünglichen Geschehens aber erst jetzt als solche einordnen konnte (Freud, 1895). Dieser Ansatz erinnert an das Phänomen der *delayed-onset* PTBS. Tatsächlich lassen

7 Tatsächlich haben diverse Forschungsgruppen sogar gefordert, darüber hinaus auch auf das objektive Stressorkriterium zu verzichten und die Diagnose der posttraumatischen Belastungsstörung nur über die Symptome vorzunehmen (z. B. Brewin, Lanius, Novac, Schnyder & Galea, 2009). Dem liegt der Befund zugrunde, dass das Vorliegen eines objektiven Ereignisses gemäß DSM weder notwendige noch hinreichende Bedingung für die Entwicklung entsprechender Symptome ist (Rosen, Spitzer & McHugh, 2008). Auch Scott und Stradling (1994) sowie Gold, Marx, Soler-Baillo und Sloan (2005) berichten vom Auftreten posttraumatischer Belastungsstörungen ohne traumatisches Ereignis gemäß objektivem Stressorkriterium. In einer Stichprobe von vom 2004-Tsunami betroffenen Schweizer Touristen fand sich entsprechend nur ein minimaler statistischer Nutzen durch die Berücksichtigung der beiden A-Kriterien des DSM-IV für die Vorhersage der PTBS-Symptomatik (Kraemer, Wittmann, Jenewein, Maier & Schnyder, 2009).

sich in etwa einem Viertel aller PTBS-Fälle solche Verzögerungen beobachten (Utzon-Frank et al., 2014). In einem substantiellen Teil gehen dem allerdings subsyndromale Symptome voraus, so dass es sich hierbei eher um das Problem diagnostischer Schwellenwerte als um das zeitverzögerte Auftreten von Symptomen handelt. Wenn man akzeptiert, dass nicht die unmittelbare subjektive Reaktion über das weitere Wohl oder Wehe entscheidet, kommen spätere Phasen des traumatischen Prozesses in den Blick. Einem Blick auf diese Phasen sei an dieser Stelle die Darstellung empirischer Daten zu typischen Verläufen von Belastungsreaktionen vorangestellt.

Die Wahrscheinlichkeit, im Laufe des Lebens einem traumatischen Ereignis entsprechend DSM ausgesetzt zu sein, variiert stark in Abhängigkeit davon, wo auf der Welt man lebt. So berichten in großen repräsentativen Umfragen 60,7 % der männlichen und 51,2 % der weiblichen BewohnerInnen der USA mindestens ein solches Erlebnis (Kessler, Sonnega, Bromet, Hughes & Nelson, 1995). In Deutschland liegen diese Zahlen mit 25,2 % bzw. 17,7 % (Perkonigg, Kessler, Storz & Wittchen, 2000) bei nicht einmal der Hälfte hiervon. Ähnlich liegen die Verhältnisse bei der Wahrscheinlichkeit, im Laufe des Lebens mindestens einmal das Vollbild einer posttraumatischen Belastungsstörung zu entwickeln. Gemäß den beiden genannten Studien liegt diese in den USA bei 7,8 % (5,0 % für Männer und 10,4 % für Frauen), in Deutschland bei 1,3 % (0,3 % für Männer und 2,2 % für Frauen)[8]. Von den deutschen Zahlen ausgehend bedeutet dies, dass nur 6,1 % der von mindestens ei-

8 Natürlich sind sowohl die Reliabilität als auch die Validität epidemiologischer Studienergebnisse kritisch zu hinterfragen. Häufig basieren epidemiologische Studien wie die oben zitierten auf Telefoninterviews, welche nicht von psychologisch-psychiatrischem Fachpersonal durchgeführt werden. Aber auch epidemiologische Studien, welche auf offizielle diagnostische Register zurückgreifen, weisen die Wirkung interessanter Effekte nach. So führen Gradus et al. (2014) einen massiven Anstieg stressorbezogener Diagnosen in der dänischen Bevölkerung auf die Durchführung eines großen dänischen Kongresses für Mediziner und Psychiater zum Thema der psychologischen Hilfe nach Trauma zurück. Hansen et al. (Hansen, Dinesen & Ostergaard, 2017; Hansen, Ostergaard, Sonderskov & Dinesen, 2016) weisen einen Anstieg der im zentralen psychiatrischen Register Dänemarks erfassten PTBS-Diagnosen in Folge der Terroranschläge 9/11 in New York und durch Breivik in Oslo nach.

nem traumatischen Ereignis betroffenen Personen eine posttraumatische Belastungsstörung entwickeln. Wird dieses sogenannte konditionale Risiko, eine PTBS zu entwickeln, getrennt nach Typen traumatischer Ereignisse und Geschlecht der Betroffenen betrachtet, zeigen sich beträchtliche Unterschiede. So entwickeln in der Studie von Kessler et al. (1995) 65,5 % der Männer eine PTBS in Folge einer Vergewaltigung, was auf der Seite der Frauen auf 45,9 % zutrifft, auch wenn diese Differenz keine statistische Signifikanz erreichte. Umgekehrt wurde nur bei 1,8 % der Männer nach einem körperlichen Gewaltereignis eine PTBS festgestellt, die entsprechende Zahl bei den Frauen war mit 21,3 % signifikant erhöht. Signifikante Unterschiede fanden sich in sieben von zwölf Kategorien potenziell traumatischer Ereignisse. Auch wenn dieser Befund nicht vorschnell interpretiert werden sollte, so eröffnen sich doch bereits hier Spielräume für Überlegungen zur Rolle von individuellen – oder in diesem Fall geschlechtsabhängigen – Bedeutungszuschreibungen für die Entwicklung traumaspezifischer Psychopathologie. In die gleiche Richtung weist ein eindrücklicher Befund in einer großen ugandischen und sudanesischen Stichprobe von Neuner et al. (2004). In dieser von einer massiven Häufung traumatischer Ereignisse betroffenen Population fanden die Autoren eine beinahe lineare Beziehung zwischen der Anzahl erlebter traumatischer Ereignisse und dem Prozentsatz derer, welche eine PTBS entwickeln. In der Gruppe derer, welche bis zu drei potenzielle traumatische Lebensereignisse berichteten, waren 23 % an einer PTBS erkrankt. In der Gruppe derer, welche mindestens 28 Ereignisse angaben, wiesen alle eine PTBS-Diagnose auf. Bei der Interpretation dieses eindrücklichen Bilds fokussieren die AutorInnen darauf, dass »[…] es keine ultimative Resilienz gegen traumatischen Stress gibt« und entsprechend »[…] eine psychobiologische Zerreisgrenze selbst für die widerstandfähigsten Individuen existiert« (S. 5, eigene Übersetzung). Obwohl an dieser Interpretation nicht das Geringste auszusetzen ist, scheint aber doch ein anderer Fokus relevant: warum braucht es bei einer Person 28 potenziell traumatische Ereignisse, um eine PTBS auszulösen, die bei einer anderen bereits nach dem ersten Ereignis eintritt? Die AutorInnen scheinen ihren Befund als Relativierung der Rolle prä-traumatischer Faktoren (post-traumatische Faktoren werden mit Ausnahme von therapeutischen Hilfsangeboten nicht diskutiert) zu verstehen: »Unter diesen Bedingungen wird der Effekt prä-traumatischer Faktoren auf die Modulation der Expositionswahrscheinlichkeit zu traumatischen Ereignissen selbst reduziert« (S. 6, eigene Übersetzung). Demgegenüber ließe sich die beschriebene Variabilität doch gerade als eklatanter Nachweis der Bedeutung ebendieser prä-traumatischen Faktoren wie vorbestehende Persönlichkeitsdispositionen verstehen. Eine Meta-Analyse von Brewin, Andrews und Valentine (2000) scheint zwar einen stärkeren Effekt peri- und posttraumatischer Faktoren im Vergleich zu prä-traumaischen nachzuweisen. Die AutorInnen erkennen aber: »Andere Gründe, weshalb prä-traumatische Variablen keine starken PTBS-Prädiktoren zu sein scheinen, beinhalten die Möglichkeit, dass ihr Effekt mediiert wird von späteren Traumaaspekten oder der Reaktion der Person auf das Trauma« (S. 756, eigene Übersetzung).

Das Persistieren der traumatischen Reaktion

Ein weiterer wichtiger Aspekt des symptomatischen Verlaufs des Traumaprozesses sind Remissionsraten. Auch wenn die Geschwindigkeit der spontanen oder therapeutisch unterstützten Remission zwischen unterschiedlichen Studien variiert (Kessler et al., 1995; Müller et al., 2018), lässt sich ableiten, dass das Abklingen einer nach einem traumatischen Ereignis anfänglich auftretenden psychopathologischen Belastung die Regel ist. So zeigen Müller et al. (2018), dass etwa 70 % der untersuchten ProbandInnen nach einem traumatischen Ereignis innerhalb eines Vierteljahres ein Ausklingen ihrer PTBS-Symptome erlebten. Galatzer-Levy et al. (2013) untersuchten den Verlauf anfänglicher PTBS-Symptome in einer großen Stichprobe ($n = 957$) von Personen, welche aufgrund von potenziell traumatischen Erlebnissen in die Notfallabteilung eines Krankenhauses aufgenommen wurden. Anhand von fünf Untersuchungszeitpunkten zwischen 10 Tagen und 15 Monaten beschreiben sie, dass bei gut der Hälfte der ProbandInnen (56 %) eine schnelle Symptomabnahme (innert fünf Monaten) eintrat, bei weiteren 27 % ein langsames (innert 15 Monaten) Abnehmen der Symptome beobachtet werden konnte, während bei 17 % die Symptome über den gesamten Untersuchungszeitraum bestehen blieben. Dies wirft auch neues Licht auf die Erklärung des nicht bestätigten Zusammenhangs der unmittelbaren Reaktion auf das Trauma (Angst/Hilflosigkeit) mit der langfristigen Entwicklung von Psychopathologie. Nicht die Entwicklung einer eher normativen als pathologischen unmittelbaren Reaktion auf ein Ereignis ist also erklärungsbedürftig, sondern deren Persistieren.

Je nachdem, ob man auf die Remission oder auf das Persistieren der unmittelbaren Reaktion fokussiert, kommen Risiko- oder Schutzfaktoren in das Blickfeld. Die Schutzfaktoren werden unter dem Begriff der Resilienz zusammengefasst. Hierbei sucht die aktuelle psychotraumatologische Forschung insbesondere auch nach neurobiologischen Erklärungsansätzen. Neben vielen anderen, liegt ein Paradigma der Resilienzforschung darin, in Spezialeinheiten kämpfende Elitesoldaten zu untersuchen (z. B. Vythilingam et al., 2009). Im Rahmen meiner klinischen Erfahrung mit dieser Population wurde mir von meinen PatientInnen konsistent beschrieben, dass sie und ihre KameradInnen in der aktiven Dienstzeit sehr gut funktionierten, dass aber wesentliche Teile der Angehörigen dieser Einsatzkräfte nach Eintritt ins Zivilleben massivste Probleme entwickelten. Dies stimmt gut mit den Beobachtungen zum zweiphasigen Symptomverlauf bei anfänglicher Pseudonormalität (Györi, 1969; Lorenzer & Thomä, 1965) in der Phase der akuten Extremtraumatisierung und Dekompensation nach Herstellung äußerer Sicherheit überein. Ähnliches ist für den Zusammenhang von Trauma und Migration beschrieben worden (Wittmann, 2019). Hier lässt sich immer wieder beobachten, wie die Wahrnehmung auch der widrigsten Migrationsumstände in der Hoffnung auf Rettung abgewehrt werden kann, bis diese Anpassungsleistung irgendwann erschöpft ist und ein oft unscheinbarer Anlass zu einer ohne diesen Kontext unverständlichen Dekompensation führen kann. Betrachten wir, solcherart vor unzulässigen Vereinfachungen gewarnt, empirische Ergebnisse, welche sich in Zusammenhang mit den früher (► Kap. 2) herausgearbeiteten Kernkonzepten setzen lassen.

3.2.2 Trauma ist kein objektives Ereignis, sondern eine subjektive Erfahrung

Die Verschiebung der Bedeutung von den objektiven Eigenschaften eines Ereignisses hin zu seiner subjektiven Interpretation – d. h., seiner Interaktion mit den Niederschlägen früherer Lebenserfahrungen, aktuellen Lebensthemen und persönlichen Werten – sei hier anhand klinischer Erfahrung und wissenschaftlicher Daten veranschaulicht.

> Ein Patient überlebte einen Unfall, bei welchem seine Partnerin getötet wurde. Er litt an einer starken akuten Belastungsreaktion und schweren Schuldgefühlen, wobei letztere sowohl die Verarbeitung der eigenen Unfallerfahrung als auch die Trauerarbeit zu blockieren schienen. Es hätte sich angeboten, die Schuldgefühle als Überlebensschuld (Hutson, Hall & Pack, 2015) zu verstehen. Eine intensive Analyse zeigte jedoch einen Zusammenhang zum vorbestehenden, aber noch nicht kommunizierten Wunsch des Patienten, sich von seiner Partnerin zu trennen. So wurde es möglich, die angestrebte und die grausam erfolgte Trennung konzeptuell auseinander zu halten, ihre Bezüge zu benennen und beiden Trennungsprozessen Raum zu bieten. So wurde durch die Erarbeitung der individuellen Bedeutung eines Ereignisses die Auflösung einer Verarbeitungsblockade möglich – wenige Stunden später benötigte der Patient keine therapeutische Begleitung mehr.

Aus theoretischer Perspektive sollten Extremsituationen (Bettelheim, 1943) am stärksten durch objektive Charakteristika geprägt sein und damit subjektiven Bedeutungszuschreibungen am wenigsten Einfluss erlauben. Aber auch hier bietet die Forschung klare Anhaltspunkte für die Wirkmächtigkeit letzterer. So berichten Basoglu et al. (1997), dass politische AktivistInnen nach Folter weniger stark unter posttraumatischem Stress oder anderen psychopathologischen Reaktionen litten als Nicht-AktivistInnen, selbst wenn sie schwerer gefoltert worden waren.

3.2.3 Persönlichkeitsstrukturen als Wirkort traumatischer Erfahrungen

Die Annahme, dass sich extreme traumatische Erfahrungen auf Persönlichkeitsstrukturen auswirken können, wird vom ICD-10 mit der Diagnose Andauernde Persönlichkeitsänderung nach Extrembelastung (F62.0) abgebildet. Leider gibt es praktisch keine Forschung zu diesem Störungsbild (Maier & Müller, 2009). Die folgenden beiden Abschnitte prüfen die Annahme posttraumatischer Veränderungen in den Bereichen Abwehr und Objektbeziehungsrepräsentanzen.

Trauma und Abwehrorganisation

Die Annahme, dass traumatische Erfahrungen Persönlichkeitsstrukturen bzw. deren Funktionsfähigkeit beeinflussen können, wird von Studien zum Zusammenhang von Traumafolgestörungen und Abwehrmechanismen gestützt. So zeigen etliche Studien einen Zusammenhang zwischen Symptomen akuter und posttraumatischer Belastungsstörungen und dem Einsatz unreiferer Abwehrmechanismen (z. B. Santana et al., 2017; Teche et al., 2017). Das querschnittliche Design dieser Studien verhindert jedoch eine Beurteilung kausaler Effekte und ihrer Richtung. In längsschnittlichen Studien wie der von Lewin, Carr und Webster (1998) wird Abwehr typischerweise als Prädiktor- und nicht als *Outcome*-Variable gesetzt. Um zu prüfen, ob Persönlichkeitsstrukturen durch traumatische Erfahrungen beeinträchtigt werden, bräuchte es also eine prospektive Studie, die das Abwehrniveau im Sinne eines prä-post-Designs vor und nach traumatischen Ereignissen erhebt.[9] Jedoch bietet es sich an, den psychodynamischen Abwehrbegriff zu lockern und seine Überlappungen mit der psychiatrischen Terminologie zu betrachten. Als zentrales Symptom der PTSD-Diagnose springt so die Vermeidung ins Auge. Emotional-kognitives Vermeidungsverhalten ist eine prototypische Fol-

9 Solche außerordentlich aufwendigen prospektiven Studien werden typischerweise mit Hochrisikopopulationen (z. B. Einsatzkräfte in Militär, Polizei oder Feuerwehr) durchgeführt. Ein schönes Beispiel findet sich bei Bryant und Guthrie (2007).

ge traumatischer Ereignisse und weist starke Bezüge zum psychodynamischen Abwehrkonzept auf (Allen & Fonagy, 2015). Insofern lässt sich die zentrale Bedeutung des Vermeidungssymptoms für die PTSD-Diagnose als Beleg für die in psychoanalytischer Tradition unter dem Abwehrbegriff konzeptualisierten persönlichkeitsstrukturellen Funktionen verstehen.

Trauma und Objektbeziehungsrepräsentanzen

Zur psychometrischen Erfassung von Objektbeziehungsrepräsentanzen liegen inzwischen eine ganze Reihe von Instrumenten vor (z. B. Bell, 1992), die sich in unterschiedlichem Ausmaß den Repräsentationen selbst oder ihren Äußerungen im interaktionalen Verhalten annähern. Mehrere Studien überprüften mit solchen Instrumenten den Zusammenhang zwischen traumatischen Ereignissen, posttraumatischen Stresssymptomen und der Qualität der Objektbeziehungen (Ford, Fisher & Larson, 1997; Haviland, Sonne & Woods, 1995; Ortigo, Westen, Defife & Bradley, 2013; Regehr, Hill & Glancy, 2000; Regehr & Marziali, 1999). So untersuchten Salo, Punamaki und Qouta (2004) den Zusammenhang der Repräsentationen der Eltern, der PartnerInnen und des Selbst mit Symptomen posttraumatischen Stresses in einer Stichprobe von 117 früheren palästinensischen politischen Gefangenen mit unterschiedlichem Ausmaß an erlittener Folter. Anhand einer Clusteranalyse wurden die Probanden drei Repräsentationsmustern zugeordnet. Die Gruppe mit maliziösen Objektrepräsentanzen und zerschlagener (*»defeated«*) Selbstrepräsentanz wies einen signifikant erhöhten Gesamtschweregrad der PTBS-Symptome auf im Vergleich zur Gruppe mit moderaten Eltern- und negativen Partnerrepräsentationen auf. Im Vergleich zur Gruppe mit wohlwollenden Partner- und ambitionierter (*»ambitious«*) Selbstrepräsentation wurden signifikant erhöhte Instrusionswerte festgestellt. Für die Forschung zum im Kontext von Selbst-, Objekt- und Interaktionsrepräsentanzen ebenfalls relevanten Bindungskonzept sei an dieser Stelle lediglich auf Kapitel 8 verwiesen[10] (▸ Kap. 8).

10 Unterschiede zwischen Objektbeziehung- und Bindungstheorie aus theoretischer wie empirischer Perspektive erarbeiten Ortigo et al. (2013).

Abschließend sei erneut eine Verbindung zu Konzepten der kognitiv-behavioralen Schule hergestellt. Die Bedeutung der inneren Repräsentationen des Selbst, des Objekts, und eines verbindenden Affekts liegt in ihrem von der Übertragung vermittelten Einfluss auf aktuelles Erleben und Verhalten begründet. Ein Aspekt dieses Erlebens sind bewusste, generalisierte negative Kognitionen über sich und andere, die wie beschrieben Eingang ins DSM-5 gefunden haben . Negative Selbstkognitionen erklärten 24 % der Varianz in posttraumatischen Stresssymptomen zukünftiger potenziell traumatischer Ereignisse in Feuerwehreinsatzkräften (Bryant & Guthrie, 2007). Negative Überzeugungen in Bezug auf das Selbst, die Welt sowie Selbstvorwürfe differenzieren signifikant zwischen Opfern sexueller Übergriffe, welche eine PTBS entwickeln und solchen, die dies nicht tun (Andreu, Pena & de La Cruz, 2017). Wie Cox, Resnick und Kilpatrick (2014) zeigen, stehen besonders interpersonelle Traumata in Zusammenhang mit solchen Überzeugungssystemen. In Langzeitanalysen des Symptomverlaufs nach zwei unterschiedlichen traumatherapeutischen Ansätzen fand sich eine starke Parallele zwischen dem Rückgang der DSM-IV PTBS-Symptome und dem der posttraumatischen negativen Kognitionen (Scher, Suvak & Resick, 2017). Diese Befunde lassen sich im Sinne der Konstruktvalidität der zentralen Rolle von Objektbeziehungsrepräsentanzen in der Verarbeitung traumatischer Erfahrungen interpretieren.

3.2.4 Symbolisierungsfähigkeit und Integrierbarkeit der traumatischen Erfahrung

Das von der kognitiv-behavioralen Schule formulierte Verständnis der PTBS als Gedächtnisstörung steht in Einklang mit der Annahme psychodynamischer Ansätze, dass die traumatische Erfahrung nicht symbolisiert und in die Repräsentationen bisheriger Lebenserfahrungen integriert werden kann. Der psychoanalytische Ansatz zur Beurteilung von Prozessen wie Symbolisierung, Repräsentation und Integration traumatischer Erfahrung *par excellence* ist sicherlich das Studium von Narrativen. Aus narrativ-kognitiver Perspektive schlagen Tuval-Mashiach et al. (2004) Kriterien der Kontinuität und Kohärenz einer Erzählung, der Entwicklung der Bedeutungsebene und der Selbstevaluation bezüglich Faktoren wie Kontrolle und Verantwortung/Schuld zur Beurteilung dieser Prozesse vor. Aus ihrer längsschnittlichen Untersuchung der Narrative von fünf jungen Männern in Israel, die während einer Autofahrt beschossen und verletzt worden waren, schlussfolgern sie, dass narrative Kohärenz, Bedeutung und positive Selbstevaluation mit niedrigeren PTBS-Symptomen einhergehen. Miragoli, Camisasca und Di Blasio (2017) finden in einer Stichprobe von 86 italienischen Kindern, welche Opfer sexuellen Missbrauchs geworden waren, dass PTBS-Symptome mit weniger komplexen und konsistenten Narrativen im Rahmen forensischer Interviews zum Missbrauchsgeschehen einhergehen. Solche Berichte waren »[…] einfach organisiert, charakterisiert durch weniger Details zur Orientiertheit (weniger Informationen zu Zeit, Ort und in das Missbrauchsgeschehen involvierten Personen), wiesen keine chronologische Ordnung auf und enthielten kaum evaluierende Kommentare« (S. 112, eigene Übersetzung). O'Kearney, Hunt und Wallace (2011) berichten signifikante Varianzaufklärung in PTBS-Symptomen durch den Anteil kausaler Konnektoren in Traumanarrativen oder selbsteingeschätzer Gedächtnisdisorganisation in einer Stichprobe 47 junger Erwachsener nach traumatischen Ereignissen. In einer prospektiven Studie sagte die narrative Desorganisiertheit (erhoben innerhalb von drei Monaten nach einem erlebten gewalttätigen oder sexuellen Angriff) das PTBS-Level sechs Monate später vorher, und zwar über den Einfluss zahlreicher anderer Prädiktoren wie Ereignischarakteristika, kognitive Verarbeitungsindikatoren und Dissoziation hinaus (Halligan, Michael, Clark & Ehlers, 2003).

Andere Studien dagegen finden keinen Zusammenhang zwischen Symbolisierungsmarkern wie narrativer Inkohärenz und PTBS-Symptomen, oder berichten entgegengesetzte bzw. gemischte Befunde (Ayers, Rados & Balouch, 2015; Peace, Porter & ten Brinke, 2008). So beurteilten ProbandInnen mit einem PTBS-Symptomprofil in einer Studie mit 181 dänischen Studierenden von Berntsen, Willert und Rubin (2003) ihre Erinnerungen als genauso konsistent wie dies ProbandInnen ohne entsprechende Symptome taten. Darüber hinaus beschrieb die erstere Gruppe mehr Verbindungen und Ähnlichkeiten der traumatischen Erfahrung mit aktuellen Lebenserfahrungen und empfanden das Ereignis in stärkerer Weise als Teil ihrer Identität, was die AutorInnen als Indiz gegen eine fehlende Traumaintegration interpretieren. So verwundert es nicht, das zwei Reviews über 41 entsprechende Studien aus dem Zeitraum 1995-2013 (Crespo & Fernandez-Lansac, 2016; O'Kearney & Perrott, 2006) zum Schluss kommen, dass Traumanarrative sich durch einen Reichtum an sensorischen und emotionalen Details auszeichnen, in Bezug auf andere Aspekte wie Fragmentierung, Berichtslänge, temporalem Kontext oder Selbstreferenzen aber widersprüchliche Ergebnisse vorliegen. Diese Inkonsistenzen haben zu einer erbitterten Debatte zwischen zentralen ProtagonistInnen der Argumente für und gegen spezifische Charakteristika traumatischer Erinnerungsspuren geführt (Brewin, 2016; Rubin, Berntsen, Ogle, Deffler & Beckham, 2016).

Wie lässt sich diese unklare Forschungslage verstehen? Hier sind zunächst methodische Aspekte anzuführen. Unterschiedliche Operationalisierungen von Aspekten der Kohärenz sowie Fehler in der Unterscheidung semantischer und syntaktischer Charakteristika, wie sie von Crespo und Fernandez-Lansac (2016) sowie O'Kearney und Perrott (2006) bemängelt werden, tragen sicherlich zu diesen widersprüchlichen Befunden bei. Auch erinnern Gülich und Schöndienst (2015) daran, dass Kohärenz keine Konstante ist, sondern in Narrativen abhandenkommen und interaktionell wiederhergestellt werden kann. Dieser Hinweis steht in Einklang mit dem Befund von O'Kearney et al. (2011), dass eine vertrauensvolle Erwartung in Bezug auf das Berichten traumatischer Ereignisse mit gesteigerter narrativer Kohärenz einherging. Auch ist unklar, wie sich eine fehlende Berücksichtigung narrativer Stile, wie sie etwa von Stukenbrock (2015)[11] beschrieben wurden, auf solche Ergebnisse auswirkt. Schließlich gilt es, sich vor Augen zu führen, dass das Konzept der PTBS als Gedächtnisstörung durch die folgenden Aspekte erheblich kompliziert wird: das Wiedererlebenskriterium mit seinen ständigen, bis hin zu Flashbacks (B3) reichenden Intrusionen beschreibt PTBS als hypermnestische Störung. Dem steht das Symptom der psychogenen Amnesie (D1) diametral entgegen. Zusätzlich ist ein Abruf traumati-

11 Stukenbrock (2015) unterscheidet drei narrative Gestaltungstypen: Aktualisierung durch Reinszenierung, distanzierend-entsubjektivierende Narration sowie Kollabieren von erzählter Situation und Erzählsituation.

scher Erinnerungen mit emotionalen (B4) und psychophysiologischen (B5) Beschwerden verbunden und wird von der beschriebenen Vermeidungstendenz konterkariert. Elegant erklären lässt sich diese Sicht der PTBS-Diagnose als hyper- und amnestisches Hybridkonzept mit der Theorie der strukturellen Dissoziation (▶ Kap. 6). Zu diesem Verweis passt der Befund von Halligan et al. (2003), nach welchem narrative Desorganisiertheit signifikant mit peritraumatischer Dissoziation korreliert war[12].

Ohne die Komplexität und Widersprüchlichkeit der in den beiden zurückliegenden Abschnitten zusammengetragenen Befunde zu bagatellisieren, kann festgehalten werden, dass zahlreiche empirische Hinweise in Einklang mit psychodynamischen Annahmen zum Zusammenhang von traumatischen Erfahrungen und Objektbeziehungsrepräsentationen einerseits und der Symbolisierungsfunktion anderseits stehen. Zu prüfen, inwieweit die Annahme, dass die Reduktion der Symbolisierungsfähigkeit in Bezug auf das traumatische Ereignis im Verlust des guten inneren Objekts begründet ist, bleibt eine spannende Aufgabe für die zukünftige Forschung.

3.2.5 Trauma als nicht abschließbarer sozialer Prozess und das interpersonelle Vermeidungskonzept

Die Sicht auf Trauma als nicht abschließbaren sozialen Prozess findet empirische Unterstützung in den Ergebnissen mehrerer Metaanalysen (Brewin et al., 2000; Ozer, Best, Lipsey & Weiss, 2003). So finden etwa Brewin et al. (2000), dass Mangel an sozialer Unterstützung der stärkste Risikofaktor für die Entwicklung einer PTBS ist, selbst im Vergleich zu Variablen wie Traumaschweregrad und weiteren traumatischen Ereignissen in der Vergangenheit. Roesler (1994) untersuchte eine erwachsene Stichprobe von Personen, welche in ihrer Kindheit Opfer sexuellen Missbrauchs geworden waren. Diejenigen, welche den Missbrauch als Kind (zumeist einem Familienangehörigen) mitgeteilt und dabei negati-

12 Zum Verhältnis struktureller und peritraumatischer Dissoziation ▶ Kap. 6

ve Reaktionen erfahren hatten, wiesen als Erwachsene schwerere PTBS- und dissoziative Symptome auf als diejenigen, welche auf unterstützende Reaktionen gestoßen waren. Die Möglichkeit, soziale Unterstützung zu nutzen, hängt sicherlich nicht nur mit der objektiven Verfügbarkeit sozialer Ressourcen zusammen, sondern auch mit subjektiven Erwartungen in Bezug auf die Reaktionen anderer. Dies leitet über zur Annahme, dass das Durcharbeiten traumatischer Erfahrungen vermieden werden muss, wenn verinnerlichte Reaktionen anderer auf vergleichbare Zustände durch Zurückweisung, etwa in Form von Desinteresse, Aggressivität oder Beschämung, gekennzeichnet sind. Mit der ihm zugrundeliegenden Struktur aus eigenem Wunsch, antizipierter Reaktion des Gegenübers und eigener Reaktion hierauf eignet sich das Konzept des zentralen Beziehungskonfliktthemas für eine Untersuchung dieses Sachverhalts[13]. So finden Okey, McWhirter und Delaney (2000) in einer Untersuchung mit 20 Vietnamveteranen bei neunen den Wunsch nach Nähe und Akzeptanz, bei 19 die Erwartung von Zurückweisung, und dann als zentrale eigene Antworttendenzen Enttäuschung/Depression bei 16 Probanden bzw. Aggressivität bei elf Probanden. Das Muster aus Wunsch nach Nähe und den erwarteten Reaktionen der Zurückweisung durch das Gegenüber und eigener Enttäuschung finden Chance, Bakeman, Kaslow, Farber und Burge-Callaway (2000) auch in einer Stichprobe hospitalisierter PatientInnen mit Diagnose einer Borderline-Persönlichkeitsstörung. Einschränkend ist jedoch anzumerken, dass Zurückweisungsängste nicht störungsspezifisch auf die PTBS reduziert werden können. So werden ähnliche Muster bei depressiven PatientInnen gefunden (Eckert, Luborsky, Barber & Critts-Christoph, 1990).

Zusammenfassung

Zusammenfassend lässt sich festhalten, dass zahlreiche empirische Befunde für die Konstruktvalidität zentraler Annahmen psychoanalytischer Traumatheorien sprechen. Dabei stellen sich sowohl die Interpretation empirischer Daten aus psychoanalytischer Perspektive

13 Diesen Hinweis verdanke ich Heim (2018)

als auch deren Berücksichtigung für die Weiterentwicklung psychodynamischer Konzepte als fruchtbare Ansätze dar. So verschiebt sich etwa der Fokus von der unmittelbaren subjektiven Reaktion auf ein traumatisches Ereignis zur Prüfung psychodynamischer Erklärungsansätze für deren Persistieren. Ebenso deutlich wird jedoch der Bedarf an qualitativ hochwertigen Studien, welche spezifisch psychodynamische Konstrukte mit geeigneten Instrumenten untersuchen und ihre wechselseitige Beeinflussung im Zeitverlauf beschreiben.

Literatur zur vertiefenden Lektüre

Basoglu, M., Mineka, S., Paker, M., Aker, T., Livanou, M. & Gok, S. (1997). Psychological preparedness for trauma as a protective factor in survivors of torture. *Psychol Med, 27*(6), 1421–1433.

Berntsen, D., Willert, M. & Rubin, D. C. (2003). Splintered memories or vivid landmarks? Qualities and organization of traumatic memories with and without PTSD. *Applied cognitive psychology, 17*, 675–693.

Brewin, C. R. (2016). Coherence, disorganization, and fragmentation in traumatic memory reconsidered: A response to Rubin et al. (2016). *J Abnorm Psychol, 125*(7), 1011–1017.

Sharp, C., Fonagy, P. & Allen, J. G. (2012). Posttraumatic stress disorder: a social-cognitive perspective. *Clinical Psychology: Science and Practice, 19*(3), 229–240.

Fragen zum weiteren Nachdenken

- Welche klinischen Implikationen besitzt die Erweiterung der PTBS-Diagnose im DSM-5 um einen vierten Symptomcluster zu negativen Veränderungen in Stimmung und Kognitionen?
- Wie könnte sich der Fokus der psychotraumatologischen Forschung auf peri- und posttraumatische Risikofaktoren – im Vergleich zu vorbestehenden Faktoren wie Persönlichkeitsdispositionen – erklären lassen?
- Wie sollten traumabedingte persönlichkeitsstrukturelle Veränderungen psychotherapeutisch berücksichtigt werden?

4 Evidenzlage der psychodynamischen Traumatherapie

Einführung

Spätestens seitdem eine der frühen Meta-Analysen zur Wirksamkeit der Traumabehandlung (Van Etten & Taylor, 1998) die Überlegenheit psychotherapeutischer Interventionen gegenüber der Pharmakotherapie und Kontrollbedingungen nachwies, wird das Feld der Psychotraumatherapie von Optimismus und Selbstbewusstsein regiert. Im Rahmen zahlreicher Workshops zu unterschiedlichsten Verfahren stößt man stets auf die gleiche Botschaft der jeweiligen DozentInnen: Der Erfolg unserer Behandlungsmethode der PTBS ist wissenschaftlich belegt. Ein kritisches Hinterfragen der Grenzen des eigenen Ansatzes lässt sich kaum jemals beobachten. Wenn WorkshopteilnehmerInnen Fälle beschreiben, deren Verlauf schlecht zu dieser Erfolgsgeschichte passen will, ist die Antwort zumeist die selbige: mangelnde Befolgung des Therapiemanuals (*treatment adherence*). Metaphorisch bildet sich dieser Optimismus sehr schön in Coverbildern mancher psychotraumatologischer Bücher ab. Knellessen (2010) weist beispielsweise auf den Kontrast eines abgestorbenen und eines blühenden Baumes auf dem Herausgeberwerk von Sachsse (2009) hin, worin man einen implizierten Vorher-nachher-Kontrast erkennen kann, welcher sich wahlweise auf das traumatische Ereignis oder das Absolvieren einer Traumatherapie beziehen lässt. Im ersten Teil dieses Kapitels soll deshalb der Frage nachgegangen werden, inwieweit die Evidenzlage dem Versprechen der Dank Traumatherapie erneut blühenden Landschaften tatsächlich Glaubwürdigkeit verleiht. Ganz anders fällt dagegen die Haltung des psychotraumatologischen

Mainstreams zur psychodynamischen Traumatherapie aus: diese sei den Nachweis ihrer Wirksamkeit bis heute schuldig geblieben. Im zweiten Abschnitt wird deshalb geprüft, ob es um die psychodynamische Traumatherapie wirklich gar so traurig bestellt ist.

Lernziele

- Kritische Würdigung der Möglichkeiten und Grenzen evaluierter Therapiemanuale zur Behandlung der PTBS.
- Perspektivierung aktueller Entwicklungen innerhalb der kognitiv-verhaltenstherapeutischen Behandlungsansätze.
- Erarbeitung der empirischen Datenlage für eine Beurteilung der Evidenzbasierung psychodynamischer Therapieansätze.
- Hinterfragung der Argumente, mit welchen diese Evidenz vom psychotraumatologischen *Mainstream* negiert wird.

4.1 Zur Evidenzlage der evidenzbasierten Psychotraumatherapie

Inzwischen liegen zur Traumatherapie hunderte von Reviews und Meta-Analysen vor, welche unterschiedliche Verfahren, Techniken, Störungsbilder (Komorbiditäten), Stressortypen, Altersgruppen usw. in ihren Wirksamkeitsvergleichen berücksichtigen[14]. In einer gemeinsamen Publikation zahlreicher namhafter AutorInnen aktueller Therapiemanuale fassen Schnyder et al. (2015) die Gemeinsamkeiten unterschiedlicher Ansätze zusammen. Die sechs identifizierten Kernpunkte umfassen

14 Eine am 21.01.2019 in der Datenbank *pubmed* durchgeführte Literaturrecherche, welche die Begriffe PTBS und Meta-Analyse kombinierte («Stress Disorders, Post-Traumatic«[Mesh]) AND »Meta-Analysis« [Publication Type]), ergab 201 Treffer.

Psychoedukation, Emotionsregulations- und *Coping-Skills*, *in sensu* Exposition, kognitive Verarbeitung, Restrukturierung und Bedeutungsgenerierung, Bearbeitung traumaassoziierter Emotionen sowie die Reorganisation von Gedächtnisfunktionen/Entwicklung eines kohärenten Traumanarrativs. Ein übersichtliches Bild zur Wirksamkeit der traumafokussierten Psychotherapie bietet die vielzitierte Studie von Bradley, Greene, Russ, Dutra und Westen (2005). In 29 berücksichtigten randomisiert-kontrollierten Studien (RCT) wiesen 55,7 % der beteiligten PatientInnen der aktiven Behandlungsbedingungen (Exposition sowie KVT und deren Kombination, EMDR) nach der Behandlung keine PTBS-Diagnose mehr auf. In Kontrollbedingungen mit supportiver Psychotherapie bzw. Wartegruppen war dies bei 35,9 bzw. 14,3 % der Fälle so[15]. Im Schnitt wurden knapp 70 % ProbandInnen, welche an einem *Screening* teilnahmen, in die Studien aufgenommen[16], wovon dann gut 20 % die Studie vorzeitig abbrachen. Somit lässt sich an dieser Stelle festhalten: knapp die Hälfte aller PatientInnen in den aktiven Behandlungsbedingungen wird bei Therapieende immer noch mit der PTBS diagnostiziert, und der Unterschied in Bezug auf die diagnostische Remission zwischen supportiver und Traumatherapie beträgt knapp 20 %. Wenn wir die Komplexität der zugrundeliegenden Störungsbilder berücksichtigen, wird das Bild noch ernüchternder. Eine Meta-Analyse von Gerger, Munder und Barth (2014) verglich die Wirksamkeit traumaspezifischer Therapieverfahren mit der unspezifischer Interventionen

15 Hierbei handelt es sich um eine sogenannte *intention-to-treat*-Analyse, d. h., dass auch solche PatientInnen berücksichtigt werden, welche nicht das komplette Behandlungsprogramm absolviert haben. Das weniger konservative Vorgehen, welches mit besseren *Outcome-Zahlen* einhergeht, wird als *completer*-Analyse bezeichnet (hierbei werden bspw. PatientInnen, welche die Therapie frühzeitig abbrechen, nicht berücksichtigt).

16 Dabei zeigte sich, dass Studienergebnisse umso günstiger ausfallen, je mehr Ausschlusskriterien bei der Stichprobenselektion angewendet wurden ($r = .42$). Es ist meiner Einschätzung nach jedoch davon auszugehen, dass ein wesentlich höherer Anteil an hilfesuchenden PatientInnen, welche einem Studienteam berichtet werden, bereits vor einer ersten Untersuchung von einer Teilnahme ausgeschlossen werden. Sei dem, wie es sei, bereits die publizierten Zahlen belegen das Repräsentativitätsproblem der RCT-basierten Forschung.

bei einfachen vs. komplexen klinischen Problemen. Als komplex wurden dabei Faktoren wie Symptomdauer, Komorbidität, Stressortypen (Kindheitstrauma, multiple oder intentionale Traumatisierungen) etc. zusammengefasst. Während traumafokussierte Ansätze in der Behandlung einfacher Störungsbilder deutlich überlegen waren (Effektstärke .87), konnte bei komplexen Konstellationen nur noch ein geringer Unterschied festgestellt werden (Effektstärke .23). In zwei kleineren Studien zur traumafokussierten Behandlung von Folter- und Kriegsopfern (Hensel-Dittmann et al., 2011) bzw. Patientinnen mit PTBS und komorbider Borderline-Persönlichkeitsstörung (Pabst et al., 2012) beschreiben die AutorInnen einen Rückgang des PTBS-Schweregrads um 33,6 bzw. 17,1 % zum Zeitpunkt der letzten Erhebung. Ein anderes Beispiel gibt Jonathan Shedler in einem Beitrag zu einem Online-Blog (Shedler, 2017). Hier kommentiert er das Ergebnis einer großen Studie von Schnurr et al. (2007) mit 284 weiblichen Veteraninnen, welche mit dem als am besten evaluiert geltenden Therapieansatz (*Prolonged Exposure Therapy*; Foa et al., 2007) sowie einer Kontrollbedingung behandelt wurden. Shedler schreibt (eigene Übersetzung):

> »Beinahe 40 % der Patientinnen, die eine KVT begannen, brachen die Behandlung vorzeitig ab. Sie stimmten mit den Füßen über den Wert dieser Behandlung für sie ab. 60 % der Patientinnen hatten nach Behandlungsabschluss immer noch PTBS. 100 % der Patientinnen waren nach der Behandlung klinisch depressiv. Zum Zeitpunkt der sechs-Monate-Katamnese ging es den Patientinnen, die KVT erhielten, nicht besser als denen der Kontrollbedingung. 19 ernsthafte ›negative Ereignisse‹ (Suizidversuche, psychiatrische Einweisungen) erfolgten im Studienverlauf«.

So fällt die Schlussfolgerung von Schnurr et al. (2007, S. 820, eigene Übersetzung) denn doch überraschend aus: »*Prolonged exposure* ist eine effektive Behandlung für PTBS in weiblichen Veteraninnen und aktivem Militärpersonal. *Prolonged exposure* ist für die Implementierung in diversen klinischen Settings geeignet«. Eine Übersicht an über die PTBS-Symptomatik hinausgehenden *Outcome*-Maßen, die eine ähnliche Sprache spricht, findet sich bei Schnyder (2005). Aber nicht nur seitens der Differenz zwischen Selbstbild und empirischer Datenlage kommt die Psychotraumatherapie unter Druck. Auch das jahrzehntelange *Credo*, dass Traumaexposition als zentraler und unabdingbarer Wirksamkeitsmechanismus anzusehen ist, ist kaum noch haltbar. Inzwischen bewiesen nämlich mit der interpersonellen Psychotherapie (Markowitz et al., 2015) und transzedentaler Meditationspraxis (Nidich et al., 2018) zwei Behandlungsansätze, welche explizit nicht expositionsbasiert (letztere nicht einmal traumafokussiert) sind, dass Exposition kein notwendiger Bestandteil einer wirksamen Behandlung der PTBS ist. Die nachgewiesenen Effekte der Expositionstherapie werden dabei bis heute als Nachweis für die Richtigkeit des theoretischen Hintergrunds der Behandlungsansätze (Konditionierungs- und Habituationsparadigma) interpretiert. Wie bereits angemerkt (▶ Kap. 1), fällt das Habituationsparadigma allmählich einer gewissen Relativierung zugunsten des Konzepts des Kontextlernens anheim. Es ist offensichtlich, dass die Evidenz zwar eindeutig die statistische Überlegenheit traumaspezifischer Therapieverfahren gegenüber Kontrollbedingungen belegt. Wenn man aber bedenkt, dass die PTBS ja gerade typischerweise mit komplexen Konstellationen wie Komorbidität, psychosozialen Risikofaktoren usw. einhergeht (▶ Kap. 3), dann legt diese Datenlage genauso eindeutig eine Haltung nahe, die sich als evidenzbasierte Bescheidenheit bezeichnen lässt (Wittmann, 2019; Wittmann & Schnyder, 2014). Das von den angeführten Daten in keiner Weise beeinträchtigte Selbstbewusstsein und das weitgehende Desinteresse an nicht KVT- oder EMDR-basierten Ansätzen seitens des psychotraumatologischen *Mainstreams* scheint insofern eher ein sozialpsychologisch denn empirisch begründetes Phänomen zu sein.

Vor einer Darstellung ebendieser Ansätze seien einige aktuelle Entwicklungen innerhalb dieses *Mainstreams* erwähnt. Diese ließen sich unter dem Schlagwort einer zunehmenden Technisierung der Therapie zusammenfassen. Damit sind einerseits aktuelle Trends in Richtung internetbasierte Therapiedurchführung (vgl. Lewis, Roberts, Bethell, Robertson & Bisson, 2018) und Selbsthilfeprogramme (Barak & Grohol, 2011) oder der *virtual reality* basierten Exposition (vgl. Botella, Serrano, Banos & Garcia-Palacios, 2015) angesprochen. Mehr noch ist jedoch eine Modularisierung gemeint, in welcher hochspezifische Miniinterventionen je nach vorliegender Symptomatik zusammengesetzt werden können. So evaluierten beispielsweise Jung und Steil (2013) eine zwei Stunden umfassende Intervention zur kognitiven Umstrukturierung und Vorstellungsmodifikation bei auf sexuellen Kindesmissbrauch zurückgehenden Kontaminiertheitsgefühlen. Smucker, Grunert und Weis (2003, S. 175, eigene Übersetzung) entwickeln ein »individualisiertes, algorithmisches PTBS-Behandlungsmodell«, welches dem Therapeuten konkrete Hinweise auf den Umgang mit Behandlungsproblemen an die Hand gibt. Hierbei ist natürlich zu betonen, dass nicht von der Verwendung mathematischer Metaphern auf eine starre technische Therapiedurchführung geschlossen werden darf. Auch die Erkenntnis, dass verfügbare Verfahren nur sehr bedingt für die Behandlung der typischerweise komplexen Traumafolgestörungen geeignet sind sowie die absehbare Aufnahme der Diagnose der komplexen PTBS ins ICD-11, führte zur Entwicklung spezifischer Behandlungsoptionen. Ein prominentes Beispiel ist der Ansatz des *Skills training in affect and interpersonal regulation* (*STAIR*) von Maryline Cloitre. Eine Kombination von STAIR und Expositionstherapie für Frauen mit PTBS nach sexuellem Missbrauch während der Kindheit resultierte in vollständiger Remission in 27 % der Patientinnen bzw. Remission der PTBS-Diagnose in 49 % (Cloitre et al., 2010). Auch bei der Indikationsstellung zur Psychotherapie ist die Technik auf dem Vormarsch. In einer retrospektiven Studie prüfen Deisenhofer et al. (2018) die Möglichkeit, therapeutische Indikationsstellungen gestützt auf personalisierte Vorteils-Indices genannte Algorithmen zu verbessern. Diese Algorithmen wurden anhand von klinischen und soziodemografischen Daten zu Behandlungsbeginn, des Schweregrads depressiver Symptome bei Therapieende und der eingesetzten Variante einer von zwei traumafokussierten Psychotherapievarianten (EMDR vs. KVT) berechnet. Als entscheidungsrelevant zeigten sich dabei die Variablen Depressionsschweregrad zu Therapiebeginn, Alter, Geschlecht, Beschäftigungssituation und Verschreibung von Antidepressiva. Die AutorInnen kommen zu dem Schluss kommen, dass ihre »[...] Ergebnisse zeigen, dass mit einem auf maschinellem Lernen gestützten Ansatz bessere Ergebnisse erzielt werden können als mittels Indikationsstellung anhand der Präferenzen des Patienten« (S. 548). Da aber Berechnung und Prüfung eines solchen Algorithmus nicht an der gleichen Stichprobe erfolgen sollten, scheint eine prospektive Testung an einem unabhängigen Patientenkollektiv notwendig, um diesem Fazit zustimmen zu können. Auch räumen die AutorInnen ein, dass diese

Aussage die potenzielle Wirkung einer Nichtberücksichtigung von solchen Präferenzen außen vor lässt.

4.2 Evidenzlage der psychodynamischen Psychotraumatherapie

Immer wieder werden AutorInnen, welche eine Äquivalenz oder gar Überlegenheit der Wirksamkeit psychodynamischer Therapieverfahren im Vergleich zu anderen Ansätzen meta-analytisch nachweisen, von VertreterInnen anderer Schulen hart angegangen. Auch Benish, Imel und Wampold (2008) erging es da nicht besser, als sie meta-analytisch zeigten, dass sich keine Unterschiede in der Wirksamkeit zwischen als therapeutisch intendierten PTBS-Behandlungsansätzen nachweisen lassen (vgl. den Kommentar von Ehlers et al. (2010) sowie die Replik der Autoren [Wampold et al., 2010]). Ist es um den Nachweis der Wirksamkeit psychodynamischer Traumatherapieansätze tatsächlich so traurig bestellt, wie Ehlers et al. (2010, S. 273, eigene Übersetzung) behaupten: »In Widerspruch zu Wampolds (2008) Schlussfolgerung erscheint es voreilig, aus einer einzigen Studie mit gemischten Ergebnissen zu schließen, dass psychodyamische Therapie und Hypnotherapie bei PTBS effektiv sind«? Die folgende Tabelle (► Tab. 4.1) fasst 21 *Outcomestudien* unter Beteiligung psychodynamischer Ansätze in der Behandlung erwachsener PatientInnen mit Traumafolgestörungen zusammen.

Tab. 4.1: Empirische Outcomestudien mit psychodynamischen Therapieansätzen für erwachsene PatientInnen mit PTBS oder anderen Traumafolgestörungen

Studie	Design	ProbandInnen	Behandlungsansätze/Kontrollgruppen	Messzeitpunkte	Therapieabbrüche	Ergebnisse
Brom, Kleber und Defares (1989)[a]	RCT	112 PatientInnen mit PTBS	Traumadesensitivierung vs. Hypnotherapie vs. psychodynamische Therapie (Horowitz) vs. Warteliste	*Baseline* Behandlungsende 3m-Katamnese (WL: 4m)*	11 % (gleichmäßig über die Gruppen verteilt)	Keine sign. Unterschiede zwischen den Behandlungsansätzen. Psychodynamische Therapie weist dabei zum Zeitpunkt der Katamneseuntersuchung die stärkste prozentuale Reduktion des PTBS-Schweregrads auf
Grothe, Bering, Spiess, Lüneburg und Fischer (2003)	RCT	22 Opfer gewalttätiger Angriffe	Mehrdimensionale psychodynamische Traumatherapie (MPTT) vs. EMDR vs. Warteliste	*Baseline* 3m-Katamnese* 6m-Katamnese	Mehrere *drop-outs* in Warteliste	Reduktion der Übererregungswerte in beiden Behandlungsgruppen sign. größer als in Wartegruppe (PTBS-Gesamtwert nur in MPTT-Gruppe sign. reduziert)

Tab. 4.1: Empirische Outcomestudien mit psychodynamischen Therapieansätzen für erwachsene PatientInnen mit PTBS oder anderen Traumafolgestörungen – Fortsetzung

Studie	Design	ProbandInnen	Behandlungsansätze/Kontrollgruppen	Messzeitpunkte	Therapieabbrüche	Ergebnisse
Krupnick, Melnikoff und Reinhard (2016)	Unkontrollierte Studie	15 Veteraninnen mit chronischer PTBS	12 IPT Sitzungen	*Baseline* Behandlungsende* 3m-Katamnese	5 *drop-outs*	Sign. Rückgang der PTBS-Symptome um 18,3 %
Krupnick et al. (2008)	RCT	48 Frauen aus prekären sozialen Verhältnissen mit PTBS	16 IPT Sitzungen im Gruppensetting vs. Wartegruppe	*Baseline* Behandlungsende* 4m-Katamnese	29,2 % der IPT-Gruppe ≤ 50 % IPT Sitzungen	Sign. höherer Rückgang der PTBS-Symptome in IPT- (37,7 %) im Vergleich zur Wartegruppe (9,2 %)
Bleiberg und Markowitz (2005)[a]	Unkontrollierte Studie	14 PatientInnen mit chronischer PTBS	14 IPT Sitzungen	*Baseline* Behandlungsmitte Behandlungsende*	1 *drop-out*	Sign. Rückgang der PTBS-Symptomatik um 62,3 %. Effektstärken für PTBS-Symptomcluster 1.7-2.1
Markowitz et al. (2015)	RCT	110 PatientInnen mit chronischer PTBS ohne Medikamente	12.6 Sitzungen IPT (630min) 8.3 Sitzungen PE (748min) 7.8 Sitzungen ET (667 min)	*Baseline* Woche 7 Woche 14*	IPT: 15 % PE: 29 % ET: 34 %	IPT: Effektstärke = 1.69 PE: Effektstärke = 1.88 ET: Effektstärke = 1.32 Keine sign. Unterschiede zwischen IPT und PE

Tab. 4.1: Empirische Outcomestudien mit psychodynamischen Therapieansätzen für erwachsene PatientInnen mit PTBS oder anderen Traumafolgestörungen – Fortsetzung

Studie	Design	ProbandInnen	Behandlungsansätze/Kontrollgruppen	Messzeitpunkte	Therapieabbrüche	Ergebnisse
Talbot et al. (2011)	RCT	70 Patientinnen mit Depression nach sexuellem Kindheitsmissbrauch (65.7 % komorbide PTSD)	12.9 Sitzungen IPT 6.3 Sitzungen alternative Psychotherapie (supportiv 53 %, KVT / DBT 27 %, integriert/eklektisch 13 %, klientzentriert 7 %)	*Baseline* Woche 10 Woche 24 Woche 36*	Keine Angabe (Anzahl genutzter Sitzungen stand nicht in Zusammenhang mit Therapieergebnis)	Sign. höherer Rückgang der PTBS-Symptome in IPT- (54,5 %) im Vergleich zur Kontrollgruppe (9,5 %)
Talbot et al. (2005)[a]	Unkontrollierte Studie	25 Patientinnen mit Depression nach sexuellem Kindheitsmissbrauch (52 % komorbide PTBS)	16 Sitzungen IPT	*Baseline* Woche 10 Woche 24 Woche 36*	10 Pat. nutzen 16 Sitzungen, 15 ≥ 8 Sitzungen	Sign. Reduktion des Depressionsschweregrades und Verbesserung des allgemeinen psychischen Funktionsniveaus

Tab. 4.1: Empirische Outcomestudien mit psychodynamischen Therapieansätzen für erwachsene PatientInnen mit PTBS oder anderen Traumafolgestörungen – Fortsetzung

Studie	Design	ProbandInnen	Behandlungsansätze/Kontrollgruppen	Messzeitpunkte	Therapieabbrüche	Ergebnisse
Price, Hilsenroth, Callahan, Petretic-Jackson und Bonge (2004)[a]	Unkontrollierte Studie	14 Patientinnen nach sexuellem Kindheitsmissbrauch (1 PTBS)	Durchschnittlich 26 Sitzungen PDPT	*Baseline* Behandlungsende	14,3 %	Effektstärken: SCL-90-Subskalen: .66-.98 GAF: 1.51
Lindy (1988)[a]	Klinische Fallserie	37 Vietnamveteranen mit PTBS	Durchschnittlich 56 Sitzungen PDPT	*Baseline* 18m nach Behandlungsbeginn	37,8 %	Daten der *completer:* Keine sign. Veränderung von Intrusionen (-11,4 %) oder Vermeidung (+10,3 %). Signifikante Reduktion von Erregung (12,1 %) und Aggressivität (14,8 %).
Roth und Batson (1997); (Turner, DeRosa, Roth, Bat-	Klinische Fallserie	8 Frauen, die in der Kindheit Opfer von Inzest wurden, mit komplexer	1 Jahr psychodynamische Traumatherapie und Gruppentherapie sowie Pharmakotherapie (Fluoxetine)	*Baseline* Behandlungsmitte Behandlungsende 6m-Katamnese*	25 %	Daten der 6 *completer:* Reduktion der Anzahl komorbider Achse-I-Diagnosen um ca. 92 % Reduktion des PTBS-Schweregrads um

Tab. 4.1: Empirische Outcomestudien mit psychodynamischen Therapieansätzen für erwachsene PatientInnen mit PTBS oder anderen Traumafolgestörungen – Fortsetzung

Studie	Design	ProbandInnen	Behandlungsansätze/Kontrollgruppen	Messzeitpunkte	Therapieabbrüche	Ergebnisse
son & Davidson, 1996)[a]		PTBS, Komorbidität, und Therapievorerfahrung				70,6 % Reduktion des Schweregrads der komplexen PTBS um 56,4 % Reduktion der Anzahl nicht aufgelöster Traumathemen um 85,2 %
Vitriol, Ballesteros, Florenzano, Weil und Benadof (2009)[b]	RCT	87 Patientinnen mit schwerer Depression nach sexuellem Kindheitsmissbrauch (53.3 % komorbide PTBS)	3 Monate wöchentliche PDPT-Sitzungen + Psychopharmakotherapie + Sozialarbeiterkontakt (+ Hospitalisation in 16 % [m= 6.0d]) vs. supportive Psychotherapie + Psychopharmakotherapie + Sozialarbeiterkontakt (+Hospitalisation in 14 % [m= 21.3d])	*Baseline* Behandlungsende (3m) 6m-Katamnese*	PDPT: 11 (4 davon nach Besserung) KG: 7	Sign. Überlegenheit der PDPT- gegenüber Kontrollgruppe in Bezug auf depressive Symptome und psychisches Funktionsniveau. PTBS-Symptome in beiden Gruppen sign. verbessert (keine sign. Unterschiede zwischen Gruppen)

Tab. 4.1: Empirische Outcomestudien mit psychodynamischen Therapieansätzen für erwachsene PatientInnen mit PTBS oder anderen Traumafolgestörungen – Fortsetzung

Studie	Design	ProbandInnen	Behandlungsansätze/Kontrollgruppen	Messzeitpunkte	Therapieabbrüche	Ergebnisse
Nijdam, Gersons, Reitsma, de Jongh und Olff (2012)	RCT	140 PatientInnen mit PTBS	BEP EMDR	*Baseline* Wöchentliche Assessments Woche 6 (BEP) / 6.5 (EMDR) Woche 17*	BEP: 37,1 % EMDR: 27,1 %	Kein sign. Unterschied in der Reduktion der PTBS-Symptome (48,9 % vs. 44,9 %), schnellere Reduktion bei EMDR
Schnyder, Müller, Maercker und Wittmann (2011)	RCT	30 PatientInnen mit z. T. subsyndromaler PTBS	BEP *Minimal attention control group*	*Baseline* Therapieende* 6m-Katamnese (nur in BEP-Gruppe)	12,5 %	Effektstärken: BEP = 1.5 (sign. Reduktion des PTBS-Schweregrads) KG = 0.7 (nicht sign.)
Lindauer et al. (2005)	RCT	24 PatientInnen mit PTBS	BEP Wartegruppe	*Baseline* Therapieende*	25 %	Sign. höhere Remissionsrate der PTBS-Diagnose für BEP-Gruppe (83,3 vs. 25 %)
Gersons, Carlier, Lamberts und van	RCT	42 PolizistInnen mit PTBS	BEP Wartegruppe	*Baseline* Woche 4 Behandlungsende 3m-Katamnese*	0 %	Sign. höhere Remissionsrate der PTBS-Diagnose für BEP-Gruppe (96 vs. 35 %)

Tab. 4.1: Empirische Outcomestudien mit psychodynamischen Therapieansätzen für erwachsene PatientInnen mit PTBS oder anderen Traumafolgestörungen – Fortsetzung

Studie	Design	Proband-Innen	Behandlungsansätze/Kontrollgruppen	Messzeitpunkte	Therapie-abbrüche	Ergebnisse
der Kolk (2000)						
Steinert et al. (2016)[b]	RCT	86 kambodschanische PatientInnen mit PTBS	Psychodynamische, ressourcen-orientierte Traumatherapie in Kombination mit EMDR-Ressourceninstallationstechniken (ROTATE) Waitlist group	*Baseline* Therapieende*	ROTATE: 1,9 % WL: 3,0 %	Sign. höhere Remissionsrate der PTBS-Diagnose für ROTATE-Gruppe (95,9 vs. 24,1 %)
Lampe, Mitmansgruber, Gast, Schüssler und Reddemann (2008)	Nicht-randomisierte kontrollierte Studie	152 PatientInnen nach Traumatisierung in Kindheit (68,1 % komplexe PTBS)	PITT im Rahmen sechswöchiger stationärer Behandlung Kontrollgruppe in ambulanter psychiatrischer/psychotherapeutischer Behandlung	*Baseline* Therapieende 6m-Katamnese*	PITT: 12,5 % KG: 23,2 %	Kein sign. Unterschied zwischen Gruppen in Bezug auf PTBS-Schweregrad (-7,0 vs. +0,9 %). Sign. bessere Veränderung von Selbstberuhigungskompetenz sowie Schweregrad von Depressionen, Ängstlich-

Tab. 4.1: Empirische Outcomestudien mit psychodynamischen Therapieansätzen für erwachsene PatientInnen mit PTBS oder anderen Traumafolgestörungen – Fortsetzung

Studie	Design	ProbandInnen	Behandlungsansätze/Kontrollgruppen	Messzeitpunkte	Therapieabbrüche	Ergebnisse
						keit und Somatisierung bei PITT
Bebermeier (2014)	Nicht-randomisierte kontrollierte Studie	326 ProbandInnen (in Behandlungsgruppe 73.6 % (komplexe) PTBS)	PITT im Rahmen ca. 10-wöchiger stationärer Behandlung Wartegruppe	*Baseline* Behandlungsende 6m-Katamnese*	PITT: 42,9 % KG: 80,0 %	Kein sign. Unterschied zwischen Gruppen in Bezug auf Reduktion des PTBS-Schweregrads (8,0 vs. 9,4 %). Sign. bessere Veränderung von Achtsamkeit und Depressivität bei PITT
Horowitz, Marmar, Weiss, Kaltreider und Wilner (1986)[a]	Nicht-kontrollierte Studie	35 PatientInnen nach Tod eines Elternteils (keine PTBS-Diagnostik durchgeführt)	PDPT	*Baseline* 5 Monate 12m-Katamnese*	Keine Angabe	Effektstärke Rückgang Schweregrad PTBS-Symptome = 1.9

Tab. 4.1: Empirische Outcomestudien mit psychodynamischen Therapieansätzen für erwachsene PatientInnen mit PTBS oder anderen Traumafolgestörungen – Fortsetzung

Studie	Design	Proband-Innen	Behandlungsansätze/Kontrollgruppen	Messzeitpunkte	Therapie-abbrüche	Ergebnisse
Marmar, Horowitz, Weiss, Wilner und Kaltreider (1988)	RCT	61 Frauen nach Tod des Ehemanns (36.1 % PTBS)	PDPT Selbsthilfegruppe	*Baseline* Behandlungsende 4m-Katamnese 12m-Katamnese*	32,3 % 76,7 %	Kein sign. Unterschied zwischen Gruppen in Bezug auf Reduktion des PTBS-Schweregrads (34,7 vs.35,9 %)

Legende: * = den dargestellten Ergebnissen zugrundeliegender Untersuchungszeitpunkt; [a] = diese Studien werden in der Übersicht zur Evidenz psychodynamischer Traumatherapie von Kudler, Krupnick, Blank, Herman und Horowitz (2009) angeführt; [b] = den Hinweis auf diese Studien verdanke ich Lillengren (2018); BEP = *Brief Eclectic Psychotherapy*; d = Tag; EMDR = *Eye movement desensitization and reprocessing*; ET = Entspannungstherapie; GAF = *Global Assessment of Functioning*; IPT = *Interpersonal Psychotherapy*; m = Monat; MPTT = Mehrdimensionale Psychodynamische Traumatherapie; PDPT = Psychodynamische Psychotherapie; PE = *Prolonged Exposure*; PITT = Psychodynamisch Imaginative Traumatherapie; RCT = randomisiert kontrollierte Studie; SCL-90 = *Symptom Checklist* 90; WL = Warteliste; KG = Kontrollgruppe

Wie ist es erklärbar, dass trotz einer so großen Anzahl an Studien, welche bei Anwendung unterschiedlicher Designs mit ihren jeweiligen Vor- und Nachteilen betreffend in- und externer Validität psychodynamische Verfahren evaluiert haben, die psychodynamische Traumatherapie als nicht evidenzbasiert gilt? In der Beantwortung dieser Frage seien einige der angeführten Studien exemplarisch herausgegriffen.

Die in der klassischen Studie von Brom et al. (1989) evaluierte Traumatherapie von Horowitz (1976) wies zum Zeitpunkt des *Follow-ups* (► Tab. 4.1) die stärkste prozentuale Reduktion des PTBS-Schweregrads auf. In ihrem Kommentar gehen Ehlers et al. (2010) hierauf nicht ein. Sie fokussieren stattdessen auf das Ergebnis, dass bei Behandlungsende die Effekte der psychodynamischen Therapie noch nicht voll ausgeprägt waren. Aber ist Schnelligkeit gegenüber Nachhaltigkeit wirklich einseitig überlegen? Die AutorInnen führen weiter das Argument an, dass heutige KVT-Verfahren besser wirken als damalige – implizieren sie damit, dass auf Seiten psychodynamischer Ansätze keine Fortschritte gemacht wurden?

Ein anderes Beispiel sind die Studien zur Evaluation der *Brief Eclectic Psychotherapy* (BEP). Dieses Verfahren setzt folgende Bausteine ein (Gersons, Meewisse, Nijdam & Olff, 2011):

- Selbsteinsicht als Element aus der psychodynamischen Psychotherapie
- Auf Katharsis zielende imaginative Exposition nach Freud und Breuer (1895/1987), deren Wurzeln die Autoren in Psychoanalyse, Hypnotherapie und Verhaltenstherapie sehen
- Schreibaufgaben als KVT-Anteil
- Die Arbeit mit Erinnerungsobjekten, wofür die Autoren die direktive Therapie als Quelle anführen
- Psychoedukation als weiteres KVT-Element
- Bedeutung und Integration als Element der psychodynamischen Therapie
- Das Abschiedsritual, für welches Van der Hart (1978, zitiert nach Gersons et al., 2011) und die direktive Therapie als Quelle angeführt werden

Anstelle anzuerkennen, dass eklektische Verfahren mit offensichtlich wesentlichen psychodynamischen Bausteinen hochwirksam sind, fanden Bisson et al. (2007) im Rahmen ihrer vielbeachteten Meta-Analyse die elegante Lösung, BEP einfach als KVT-Verfahren einzustufen – mit dem Segen Berthold Gersons, dem Erfinder dieses Ansatzes, welcher jedoch klarstellt (Gersons, persönliche Kommunikation 2012), dass man BEP genauso gut als psychodynamisches Verfahren bezeichnen könnte.

In Bezug auf die Einordnung der Interpersonellen Psychotherapie als psychodynamisches Verfahren gibt es unterschiedliche Einschätzungen (Kudler et al., 2009; Markowitz, Svartberg & Swartz, 1998). Die Wirkung dieses ursprünglich nicht als wirksames Therapieverfahren, sondern zur Kontrolle von unspezifischen Effekten in Therapiestudien entwickelten Ansatzes (Verdeli & Weissman, 2014) ist nicht nur deshalb so eindrücklich, weil sie ohne den Einsatz von Trauma-Exposition zustande kommt. Auch auf die Eignung für die Arbeit mit PatientInnen, welche an komorbiden Depressionen leiden – was ein Großteil der PatientInnen ist (▶ Kap. 3) – berichten die Autoren einen wichtigen Befund. Während sich die Raten von Therapieabbrüchen bei PatientInnen ohne Depression zwischen den Behandlungsbedingungen *Prolonged Exposure Therapy* und IPT kaum unterschieden (5,6 vs. 10 %), fand sich bei PatientInnen mit komorbider Depression eine signifikant erhöhte Anzahl an Therapieabbrüchen in der verhaltenstherapeutischen Behandlungsbedingung (50 % vs. 20 %).

Ein weiteres interessantes Beispiel dafür, wie sich verhaltenstherapeutische Ansätze als vorteilhaft im Vergleich zu psychodynamischen evaluieren lassen, findet sich bei Gilboa-Schechtman et al. (2010). Da diese Studie mit jugendlichen PatientInnen arbeitete, ist sie in Tabelle 4.1 nicht aufgelistet. Wie an anderer Stelle angeführt (Wittmann, Halpern, Adams, Orner & Kudler, 2011), weist diese Studie, welche auf den ersten Blick eine Überlegenheit von *Prolonged Exposure* gegenüber psychodynamischer Therapie zum Zeitpunkt des Behandlungsendes zu belegen scheint, einige beachtenswerte Eigenheiten auf. Zunächst wurde den TherapeutInnen der psychodynamischen Bedingung verboten, mit ihren PatientInnen über das Trauma zu sprechen. Aber auch forschungsmethodisch war die psychodynamische Therapiebedingung benachteiligt: so wurden zwar sekundäre *Outcome-Maße* erhoben, die spezifisch auf Therapieziele des kognitiven Ansatzes zugeschnitten, aber keine solchen, die auf psychodynamische Behandlungsziele abgestimmt waren. Auch war die Behandlungsdosis in der verhaltenstherapeutischen Bedingung höher. In Anbetracht dieses verordneten und ethisch äußerst fragwürdigen therapeutischen Kunstfehlers, der ja geradezu vermeidungs- und damit symptomverstärkend wirken dürfte, und der methodischen Benachteiligung ist es erstaunlich, dass die psychodynamische Behandlungsgruppe sich zum Zeitpunkt der Katamneseuntersuchung nicht mehr signifikant von der PE-Gruppe unterschied. Und mehr noch: selbst der Unterschied zur Untersuchung bei Therapieende, welcher im Rahmen einer Varianzanalyse signifikant zugunsten von PE ausgefallen war, wurde in einer Kovarianzanalyse, welche zu Behandlungsbeginn zwischen den PatientInnengruppen bestehende Unterschiede kontrollierte, nicht signifikant. Ein Schelm, wer Böses dabei denkt, dass weder die Ergebnisse des Katamnesezeitpunkts noch diejenigen der Kovarianzanalyse von den AutorInnen mit auch nur einem einzigen Wort im Text von Ergebnis- oder Diskussionsteil erwähnt werden. So wird nachvollziehbar, dass massive Effekte der Schulenzugehörigkeit von Wissenschaftlern auf die von ihnen vorgelegten Ergebnisse beschrieben werden (Luborsky et al., 1999). All diese Details werden in Meta-Analysen, welche dann eine Überlegenheit KVT-basierter Verfahren feststellen, kaum Berücksichtigung finden.

Andere Studien werden nicht rezipiert, da sie entweder nicht randomisiert-kontrolliert waren (was in Ergänzung der vorliegenden RCTs auch als Stärke ausgelegte werden könnte) oder nicht im peer-review-Verfahren publiziert wurden. Dabei wäre den angeführten Vergleichen viel Substanz zu entnehmen: so passen die genannten Befunde zur Schlussfolgerung von Shedler (2010), dass psychodynamische Verfahren über den Umweg struktureller Entwicklungen langsamer wirken, dass diese Wirkung sich aber nach Behandlungsende fortsetzt (Brom et al., 1989; Gersons et al., 2000; Gilboa-Schechtman et al., 2010; Grothe et al., 2003; Horowitz et al., 1986; Krupnick et al., 2008; Marmar et al., 1988)[17].

17 Bei solchen Befunden ist natürlich im Falle unkontrollierter Studien methodisch zu hinterfragen, ob sie durch eine spezifische Zunahme an Drop-outs während des Katamnesezeitraums zu erklären sind, wenn bspw. unzufriedene

Die vielleicht spannendste Frage für die aktuelle Therapieforschung ist, welcher Patient von welchem Verfahren profitiert, also die der differentiellen Indikationsstellung. Es ist ja keineswegs trivial, ob PatientInnen sozusagen in leicht vs. schwer behandelbare einzuteilen sind, und sich alle Verfahren mit den Mitgliedern der zweiten Gruppe schwertun[18], oder ob es qualitative Unterschiede zwischen den PatientInnengruppen gibt, welche gut auf ein spezifisches Verfahren ansprechen.

An dieser Stelle soll einem von der bisherigen Darstellung sicher mitverschuldetem Missverständnis entgegengetreten werden. Es ist nicht die Absicht dieses Kapitels, das Verdienst der *Mainstream*-Ansätze um die Linderung posttraumatischer Folgestörungen in irgendeiner Weise zu mindern. Sehr deutlich ist auch festzuhalten, dass noch keine andere Therapieschule nachgewiesen hat, es besser zu können[19]. Allerdings

---

PatientInnen nicht bereit sind, an weiteren Untersuchungsterminen teilzunehmen. Bei kontrollierten Studien, in denen während des Katamnesezeitraums bei psychodynamischen Ansätzen eine weitere symptomatische Besserung festzustellen war, bei anderen Behandlungsbedingungen dagegen nicht, erscheint diese hypothetische Erklärung wenig plausibel. Der Gedanke, dass sich die Effekte psychodynamischer Traumatherapie nach Therapieende in besonderer Weise fortsetzen könnten, ist bereits von Kudler et al. (2009) vorgetragen worden. Eine Meta-Analyse über 25 Psychotherapiestudien, von denen jedoch nur eine Traumatherapien evaluierte, konnte jedoch keine solche Überlegenheit für psychodynamische Ansätze gegenüber anderen Verfahren feststellen (Kivlighan et al., 2015).

18 In diesem Zusammenhang sind die Ergebnisse der bereits angeführten Studie von Galatzer-Levy et al. (2013, ▶ Kap. 3.2) von Interesse. Die Teilnahme an einer evidenzbasierten kognitiv-verhaltenstherapeutischen Traumatherapie (*Prolonged Exposure*) war nicht signifikant mit dem Verlauf der anfänglichen PTBS-Symptomatik über 15 Monate hinweg assoziiert (19 % der nicht-remittierenden ProbandInnen, 17 % der langsam remittierenden ProbandInnen, und 13 % der schnell remittierenden ProbandInnen hatten diese Therapieform erhalten). Detailanalysen ergaben, dass Therapieteilnahme den Symptomverlauf weder in der Gruppe der schnell- noch in der Gruppe der nicht-remittierenden ProbandInnen signifikant beeinflusste (die Richtung der beobachteten Effekte (p-Werte zwischen .20 und .23) ging dabei sogar in Richtung einer nicht-signifikanten Verlangsamung der Remission). Lediglich in der Gruppe der langsam remittierenden ProbandInnen zeigte sich eine signifikante Beschleunigung der Remission unter Psychotherapie.

19 Natürlich kann man sich fragen, ob ein Teil des Schmuddelkinder-*Images*, welches den EMDR-Therapeuten anhaftet und typischerweise mit magisch

müssen die von den Forschungsergebnissen aufgezeigten eindrücklichen Grenzen dieser Ansätze in angemessener Weise gewürdigt werden. Und ebenso nüchtern sind die dargestellten Ergebnisse zur psychodynamischen Traumatherapie einzuschätzen. Sie sind als genauso durchwachsen einzustufen wie die Befunde anderer Therapieschulen. Die *dropout-Raten* unterscheiden sich von Studie zu Studie, beispielsweise 0 % bei Gersons et al. (2000) und 42,9 % bei Bebermeier (2014). Nicht alle nachgewiesenen Reduktionen in PTBS-Schweregrad oder -Diagnosen waren den Kontrollbedingungen signifikant überlegen. Dies könnte sich beispielsweise dadurch erklären lassen, dass die entsprechenden Verfahren auf andere Syndrome wie pathologische Trauer fokussierten (Horowitz et al., 1986; Marmar et al., 1988). Im Falle der ersten, methodisch noch etwas unreifen Evaluationen zur PITT ist dagegen die Annahme einer ungenügenden Therapiedosis wahrscheinlicher (Bebermeier, 2014; Lampe et al., 2008). Psychodynamische Therapien könnten aber den großen Vorteil bieten, dass sie mit wirklich anderen technischen Ansätzen und spezifischen Wirkfaktoren arbeiten als die häufig doch sehr ähnlichen *Mainstream*-Produkte (Schnyder et al., 2015). Um diese Hypothese beurteilen zu können, widmet sich das folgende Kapitel der eingehenden Darstellung psychodynamischer Therapieelemente in der Arbeit mit traumatisierten Menschen (► Kap. 5).

Zusammenfassung

Die meisten Studien, welche manualisierte Traumatherapien evaluiert haben, weisen eine statistisch signifikante Überlegenheit des

anmutenden Prozeduren begründet wird, darauf zurückzuführen ist, dass dieser Therapieansatz besonders schnell und besonders gut wirkt. In der Meta-Analyse von Bradley et al. (2005) zeigte EMDR die höchste Rate an PatientInnen, welche nach der Behandlung keine PTBS-Diagnose mehr aufwiesen. Dieser Unterschied (gut 6 % im Vergleich zu KVT plus Exposition) war jedoch nicht statistisch signifikant. In einer jüngeren Metaanalyse (Chen, Zhang, Hu & Liang, 2015) wies EMDR dagegen eine signifikante Überlegenheit gegenüber KVT betreffend der Reduktion von intrusiven und Vermeidungssymptomen auf, wenn die Autoren auch aus methodischen Gründen vor einer verfrühten Verallgemeinerung ihrer Ergebnisse warnen.

evaluierten Verfahrens im Vergleich zu Kontrollbedingungen nach. Das mit diesen Verfahren einem substantiellen Teil der behandelten Menschen geholfen werden kann, ist ein großes Verdienst. Ganz abgesehen von methodischer Fragwürdigkeit wie Repräsentativitätsproblemen lässt sich jedoch nicht wegdiskutieren, dass substantielle Anteile der behandelten Stichproben keine ausreichende Hilfe finden konnten. Insofern ist der weit verbreitete offizielle Optimismus kritisch zu hinterfragen. Ob eine weitere Technisierung geeignet ist, diese Situation entscheidend zu verbessern, darf mit Spannung erwartet werden. Offensichtlich ist jedenfalls, dass die Suche nach alternativen Behandlungsansätzen dringend indiziert ist. Psychodynamische Verfahren, deren empirische Evaluation sehr viel breiter ausfällt, als dies üblicherweise abgebildet wird, stellen hier einen naheliegenden Kandidaten dar. Der Frage der differentiellen Therapieindikation wird in der Zukunft sicherlich eine zentrale Bedeutung zukommen. Therapieschulenübergreifend scheint insgesamt eine Haltung evidenzbasierter Bescheidenheit angemessen.

Literatur zur vertiefenden Lektüre

Benish, S. G., Imel, Z. E., & Wampold, B. E. (2008). The relative efficacy of bona fide psychotherapies for treating post-traumatic stress disorder: a meta-analysis of direct comparisons. *Clin Psychol Rev, 28*(5), 746-758.

Kudler, H. S., Krupnick, J. L., Blank, A. S., Herman, J. L., & Horowitz, M. J. (2009). Psychodynamic therapy for adults. In E. Foa (Ed.), *Effective treatments for PTSD* (pp. 346–369). New York: Guilford Press.

Schnyder, U., Ehlers, A., Elbert, T., Foa, E. B., Gersons, B. P. R., Resick, P. A., . . . Cloitre, M. (2015). Psychotherapies for PTSD: what do they have in common? *Eur J Psychotraumatol, 6: 10.3402/ejpt.v6.28186.*

Shedler, J. (2017). Selling bad therapy to trauma victims. Patients and therapists should ignore new guidelines for treating trauma. https://www.psychologytoday.com/intl/blog/psychologically-minded/201711/selling-bad-therapy-trauma-victims.

Fragen zum weiteren Nachdenken

- Was macht es so schwierig, die Grenzen der Wirksamkeit psychotraumatherapeutischer Ansätze anzuerkennen?
- Sind Manualisierungs- und Technisierungstendenzen ein Phänomen der Weiterentwicklung von Psychotherapie im Allgemeinen, oder könnten sich hierin auch traumaspezifische Aspekte abbilden?
- In welche Richtung sollte sich die psychodynamisch orientierte Psychotraumatherapieforschung entwickeln?

5 Psychodynamische Traumatherapie

Einführung

Nach den beiden zurückliegenden, stark von Ergebnissen wissenschaftlicher Studien geprägten Kapiteln, soll Kapitel 5 den klinischen Schwerpunkt dieses Buchs setzen. Dabei werde ich Prinzipien therapeutischen Arbeitens, welche ich in das *Manual Psychodynamic Traumatherapy* (Wittmann, Ferrajao & Orner, 2017) eingebracht habe, anhand von Praxisbeispielen veranschaulichen. Vorwegzuschicken ist dem folgende Beobachtung von Becker (2007, S. 89):

> »Gleichgültig, wo auf der Welt sich ein Team mit Trauma beschäftigt, das Grundproblem mit der Supervision ist immer ähnlich: Einerseits sind sich alle Beteiligten bewusst, dass man eine wie auch immer geartete Unterstützung – sprich Supervision – von außen braucht, aber es scheint unmöglich zu sein, geeignete Supervisoren zu finden. Man braucht dringend Hilfe, aber glaubt, niemand sei gut genug, um sie geben zu können.«

In ähnlicher Weise scheint das Trauma auch bei TherapeutInnen das Gefühl auszulösen, dem Trauma nur mit einer besonderen technischen Ausstattung entgegentreten zu können. So fragte mich einst eine stationär arbeitende Kollegin, die mit einem Patienten bei der Anamneseerhebung auf ein traumatisches Ereignis gestoßen war, ob sie mit ihrem Patienten während der Therapiegespräche spazieren gehen solle. Ich fragte sie, ob Spaziergänge zu ihren gewohnheitsmäßigen Settingvariablen gehören. Sie verneinte dies und betonte, hiermit auf das Vorliegen eines Traumas reagieren und das Gespräch darüber erleichtern zu wollen. Die Vorstellung, das übliche therapeutische Vorgehen bei traumatisierten PatientInnen verlassen zu müssen, ist weit verbreitet. Ich sehe sie eher in der Gegenübertragung auf traumatisches Erleben begründet und meine, in ihr eine

Ursache für den bereits beschriebenen Technisierungstrend (▶ Kap. 4) zu erkennen. Sind aber unterschiedliche Diagnosen tatsächlich kategorial abgegrenzte Entitäten, wie es die Klassifikationssysteme nahelegen? Die Forschungsergebnisse von Caspi et al. (2014) stellen zumindest in Frage, dass unterschiedliche ätiologische Mechanismen und Biomarker störungsspezifische Therapieansätze notwendig machen. In meiner Arbeit in der Traumasprechstunde am UniversitätsSpital Zürich hat sich meine Identität als psychoanalytischer Traumatherapeut in der Anwendung der Prinzipien und Techniken, welche ich am Psychoanalytischen Seminar Zürich, besonders aber in der Arbeit mit meinem Zürcher Supervisor Heini Schwob kennenlernte, auf die Arbeit mit traumatisierten Menschen entwickelt. Keines dieser Prinzipien ist neu, und für keines davon kann ich eine Urheberschaft beanspruchen. Ich möchte im Folgenden anhand einer praxisnahen Darstellung aufzeigen, weshalb ich die Arbeit mit den wesentlichen psychoanalytischen Interventionen spannender finde als die Integration von Elementen anderer Therapieverfahren (z. B. aus der Hypnotherapie; Reddemann, 2004), wie wir das häufig in psychodynamischen Manualen finden. Trotz aller Grenzen, die natürlich auch diesem Ansatz innewohnen, können auf diesem Wege Aussagen zu einer wirklich differentiellen Indikationsstellung im Vergleich zu anderen Verfahren gewonnen werden. Ich möchte zunächst einige Aspekte des Behandlungsrationals darstellen, um danach auf technische Details zu fokussieren.

Lernziele

- Auseinandersetzung mit klassischen psychoanalytischen Interventionstechniken in ihrer Anwendung auf Menschen, welche Hilfe nach traumatischen Erfahrungen suchen.
- Erarbeitung der weit über Expositionstechniken hinausreichenden Breite des psychoanalytischen Konzepts des Durcharbeitens unter Berücksichtigung von Vermeidung und Widerstand.

- Praktische Anwendung einer Zwei-Personen-Psychologie in Form der Übertragungsanalyse als zentralem technischen Werkzeug.
- Kennenlernen der praktischen Umsetzung von theoretischen Konzepten wie Würde oder Vertrauen.
- Würdigung des Gegenübertragungskonzepts als wichtigem psychoanalytischem Beitrag zur Traumatherapie.

5.1 Behandlungsrational

Wie in kaum einer anderen Therapieschule hat sich in der Psychoanalyse ein Diskurs um eine hypothetische einzig wahre Form entwickelt (Freud, 1923; Passett, 2008)[20]. Prototypisch hierfür steht vielleicht Eisslers (1953) Postulat einer »normativen Idealtechnik« (von Blarer & Brogle, 1983/2003), welche alle Abweichungen von rein deutenden Interventionen als wiederaufzulösende Parameter einführt. Dabei bietet sich der Begriff des Parameters doch gerade an, eine flexible technische Herangehensweise einzunehmen. Wenn wir alle technischen Interventionen als Parameter ansehen, und damit als Variablen – im Kontrast zu Konstanten – mit unterschiedlichen Werten, je nach dem Kontext der Gleichung, in der sie auftauchen, dann eignet sich der Parameterbegriff hervorragend, eine in jedem Moment flexible therapeutische Haltung zu beschreiben. Die Theorie der Technik liefert uns Anhaltspunkte, wie wir zu einem gegebenen Zeitpunkt innerhalb einer jeweils einzigartigen und sich verändernden therapeutischen Dyade das Setting und die Behandlungstechnik zum Wohle unserer PatientInnen anpassen können. Damit ist kein starrer Wenn-dann-Algorithmus impliziert, sondern eine kontinuierliche, höchst individuelle und sensible Gestaltung des thera-

20 Dabei hat sich gerade Freud in seinen behandlungstechnischen Schriften einer »Mechanisierung der Technik« (Freud, 1913, S. 455) entgegengestellt, die Bedeutung der Persönlichkeit des Behandlers und weiterer Settingvariablen für das therapeutische Vorgehen betont. Schwob (2014) spricht hier von einer »psychoanalytischen Ethik« anstelle eines technischen Korsetts.

peutischen Prozesses. Setting und Technik sind so an die aktuelle Konstellation in der Arbeit mit dem Patienten/der Patientin anzupassen, dass es diesem/dieser möglich ist, sich auf den therapeutischen Prozess einzulassen – eine Selektion von PatientInnen, welche für einen starren Behandlungsstil »geeignet« sind, scheint mir eine sehr fragwürdige Alternative zu sein. Während die Entwicklung der manualisierten Traumatherapien in Richtung einer immer höheren Störungsspezifität voranschreitet, halte ich die individuelle Anpassung der im Folgenden beschriebenen technischen Aspekte für ausreichend, um mit ganz unterschiedlichen Therapiekonstellationen umgehen zu können. Dabei spielen neben den Persönlichkeiten der PatientInnen und ihren Interaktionsangeboten, der Natur ihrer Beschwerden und ihrer Ursachen sowie ihrer Zielvorstellungen natürlich auch objektive äußere Faktoren wie etwa das Versicherungssystem oder die Institution, unter deren Dach wir möglicherweise arbeiten, eine Rolle. Ob wir uns nun mit PatientInnenen für eine Krisenintervention, eine Kurz- oder eine Langzeittherapie entscheiden, wird sich im Sinne der Setting-Technik-Interaktion stark auf die Anpassung der technischen Parameter auswirken, ohne aber die zugrundeliegenden Behandlungsprinzipien zu verändern. Ob dies tatsächlich die Behandlung von Traumafolgestörungen in ihrer gesamten Breite erlaubt, kann natürlich nicht auf Grundlage der klinischen Erfahrung des Autors, sondern allein anhand der Ergebnisse empirischer Forschung beurteilt werden.

Als dem Ansatz zugrundeliegendes Menschenbild ist in Anlehnung an die objektbeziehungstheoretischen Ausführungen (▶ Kap. 2) Merten Gills (1982) Zwei-Personen-Psychologie zu nennen. Bewusstes Erleben und Verhalten, aber auch die Verdrängung motivierende Konflikte sind demnach nur zu verstehen, wenn sie konsequent in einen interpersonellen Zusammenhang gestellt werden. Da die prägende Vergangenheit nur insofern von Relevanz ist, als sie einen Einfluss auf die Gegenwart ausübt, liegt der Fokus grundsätzlich auf dem Hier und Jetzt. Dies ermöglicht eine den Rhythmus des Patienten/der Patientin respektierende Begleitung des therapeutischen Prozesses: aus den unzähligen Themen, die wir theoretisch aufgreifen könnten, betonen wir jenes, welches sich im derzeitigen Moment in der therapeutischen Beziehung aktualisiert. Das bedeutet natürlich nicht, dass der Vergangenheit keine Bedeutung zukommt. Wenn PatientInnen ein Muster in ihrem Leben entdecken, werden sie mit hoher Wahrscheinlichkeit fragen, wo dieses Muster herkommt. Auch die individuelle Bedeutung und typischerweise blockierte Verarbeitung des traumatischen Ereignisses wird sich nur vor dem Hintergrund der Entwicklungserfahrungen des Patienten/der Patientin verstehen lassen.

Grundsätzlich können wir uns der traumatischen Erfahrung und ihrem Bedeutungsgefüge auf ganz unterschiedlichen Ebenen annähern. Dies sind die Ebene des traumatischen Ereignisses, die Ebene der Lebensgeschichte, die Ebene des aktuellen Lebenskontextes, und die Ebene der therapeutischen Beziehung. Ich betrachte diese Ebenen als gleichwertig. Eine fünfte Ebene – die der Bedeutung – wird generiert, wenn wir zwei oder mehr der anderen in Beziehung setzen. So können wir etwa in der Übertragungsarbeit auf eine mit Scham verbundene Entwertungserwartung des Patienten/der Patientin aufmerksam werden. Diese besitzt Wurzeln, welche der Entwicklungsgeschichte des Patienten/der Patientin zuzuordnen sind, und mag sich als zentrales Thema hinter dem posttraumatischen Vermeidungsverhalten erweisen, welches das Durcharbeiten der traumatischen Erfahrung verhindert.

Für sehr geeignet halte ich den Rat von Reddemann (2004, S. 21, Hervorhebung im Original), »...***jedem neuen Patienten so zu begegnen, als betrete man neues unbekanntes Land mit einer recht ungenauen Landkarte***«. Einem vermeintlichen Expertenwissen möchte ich des Weiteren Bions (1970) Konzept des Nichtwissens (*negative capability*) entgegenstellen. Von Undefiniertheit oder Unverständlichkeit geprägte Phasen enthalten das Potenzial für die Entwicklung von Verbindungen zwischen den unterschiedlichen Ebenen der Traumaarbeit. Wenn wir immer schon wissen, was eine Konstellation bedeutet und wie wir intervenieren sollten, laufen wir einerseits Gefahr, dieses Potenzial zu zerstören. Darüber hinaus etablieren wir so leicht ein Machtgefälle und enthalten unseren PatientInnen die Gelegenheit vor, Erfahrungen im gemeinsamen Aushalten von schwierigen Therapiephasen zu sammeln. Dies gesagt, sei auch hier an das Prinzip der Flexibilität erinnert. Expertenwissen wirkt beruhigend. Wenn eine Beruhigung notwendig ist, da die Spannungstoleranz des Patienten/der Patientin überschritten ist, kann das Vertreten einer Position des Expertenwissens eine adäquate Intervention sein, um eine Stabilisierung zu erreichen. Die Tür zum Einsatz sogenannten Expertenwissens ist freilich schneller geöffnet als wieder geschlossen.

5.2 Technische Aspekte

5.2.1 Settingklärung

Das hochspezifische Setting der psychodynamischen Psychotherapie entspricht in vielen Aspekten nicht dem, was unsere PatientInnen aufgrund ihrer bisherigen Erfahrungen in professionellen Kontexten erwarten dürfen. Diese Differenz kann belasten und ist erklärungsbedürftig. Das Erklären des Settings reduziert nicht nur diese Spannung bzw. hilft PatientInnen, sie im Dienste des therapeutischen Prozesses zu tolerieren, sondern es verhindert Missverständnisse, Demütigungen und das Erleben der gewählten Rollen als hierarchisches Machtgefälle. Während ich viele Aspekte der von den meisten Therapiemanualen vorgesehenen Psychoedukation vor allem in den oben besprochenen Kontext von Expertenwissen und Beruhigung rücken würde, gilt für die Settingklärung, lieber zweimal zu viel als einmal zu wenig. Wir sollten nicht davon ausgehen, dass das, was wir in der Behandlung traumatisierter KollegInnen oder therapieerfahrener PatientInnen vielleicht voraussetzen dürfen, den meisten PatientInnen intuitiv eingängig sei.

5.2.2 Der therapeutische Raum, Zuhören, und Widerstandsanalyse

Das grundlegendste Prinzip unserer klinischen Arbeit liegt darin, unseren PatientInnen einen therapeutischen Raum zur Verfügung zu stellen. Auch wenn wir diesen Raum anfangs vielleicht mit Ort und Zeit der Therapiestunden veranschaulichen mögen, ist dieser Raum tatsächlich durch zwei Aspekte definiert. Erstens gehört dieser Raum so uneingeschränkt wie kaum ein anderer Raum ausschließlich dem Patienten/der Patientin. Es ist unsere Aufgabe, alles andere als das Eigene des Patienten/der Patientin und als das, was dessen Entwicklung dienlich ist, aus diesem Raum fernzuhalten. Zweitens ist es ein symbolischer und kein realer Raum. Wir reden über Dinge, aber wir tun sie nicht. Dies ist eine Voraussetzung dafür, dass PatientInnen sich sicher fühlen und unser Angebot, alles, was während der Stunde bei ihnen eintritt, zu erzählen (Freud, 1913), annehmen können. Unser wesentlicher Beitrag zu diesem Raum ist, dass wir dem Patienten/der Patientin zuhören bei dem, was er/sie in diesen Raum einbringt. Ich halte diesen Beitrag, so banal er klingt, für so wesentlich, dass ich das Ohr auf dem Textbuch von Christian Kläui (2008) für die bestmögliche Illustration unserer Arbeit halte. Die Aussage »So wie Sie hat mir noch niemand zugehört« erscheint mir demnach das größte Kompliment zu sein, dass PatientInnen ihren TherapeutInnen machen können. Für manche PatientInnen ist dies alles, was es an Intervention unsererseits braucht.

In der Arbeit mit einer Frau (ausführlicher bei Wittmann, 2019), welche eine PTBS in Zusammenhang mit Kriegstraumatisierungen und einem Raubüberfall entwickelt hatte, lernte ich eine eindrückliche Lektion. Meine anfänglichen Versuche, strukturierend oder klärend in ihre Schilderungen einzugreifen, störten sie nur. Sie arbeitete sich mit solcher Intensität durch ihre traumatischen sowie aktuellen Lebenserfahrungen durch, dass ihre Symptome abnahmen, ohne dass ich mehr machen musste, als sie bei all dem zu begleiten. Jegliche Intervention von meiner Seite hätte die Gefahr geborgen, der Patientin zu signalisieren, dass nicht sie die Expertin für sich ist, sondern dass ich besser wisse, was sie braucht. Bei einem aktuellen Lebensthema zu einem späteren Zeitpunkt der Therapie wurden allerdings zusätzliche Interventionen meinerseits notwendig.

So ermöglichen wir den PatientInnen, authentische Momente zu erleben und mit sich in Kontakt zu kommen. Zusätzlich können wir sie in ihrem Problemlösungsverhalten beobachten, was uns wichtige Aufschlüsse ermöglicht, warum sie bislang gerade bei diesem Thema nicht weiterkommen. Leider sind nicht alle PatientInnen frei, den therapeutischen Raum so intensiv für sich zu nutzen. Einer meiner Patienten verstummte mit nassen Augen, sobald er sich der Schilderung des traumatischen Ereignisses annäherte. Die Beobachtung, dass bestimmte Themen PatientInnen daran hindern, den Raum für sich zu nutzen, wird in der Psychoanalyse unter dem Begriff des Widerstands beschrieben. Wir dürfen aber nicht vergessen, dass es auch andere Motivationen geben kann, wie eine organische Ruhephase nach einem anstrengenden Therapiesegment, in welcher es einige Zeit lang unklar sein kann, welches Thema sich als nächstes aktualisiert. Ein anderes Beispiel wäre eine Art Test, ob der Therapeut/die Therapeutin wirklich keine versteckte Agenda hat, wann der Patient/die Patientin worüber sprechen soll. Wenn wir aber einen Widerstand gegen die Nutzung des therapeutischen Raums beobachten, ist der Moment für zusätzliche Interventionen gekommen. So gesehen beginnt der psychoanalytische Ansatz mit der Widerstandsanalyse.

5.2.3 Benennen, was sich ereignet

Wenn sich ein Widerstandsphänomen (oder ein anderes Geschehen) ereignet, während wir beobachten, wie der Patient/die Patientin den therapeutischen Raum nutzt, welches ein Eingreifen unsererseits nahelegt, bietet sich als erste Intervention häufig schlichtes Benennen an. Dies ist vergleichbar mit dem Konzept der Konfrontation in Greenson's (1967) vierschrittigem Deutungsansatz. Wir beschreiben dem Patienten/der Patientin, was wir beobachtet haben. Dabei ist es spannend, darauf zu achten, was diese/r mit der Information anfängt. So könnten wir dem obengenannten Patienten antworten:

»Herr X, Sie haben gerade so intensiv von ihrem Ausflug erzählt, und nun sind Sie plötzlich verstummt.«

Natürlich lässt sich das Benennen auch mit weiteren Interventionen verbinden:

»Herr Y, während ich Ihnen zuhörte, sind mir zwei Aspekte aufgefallen, die ich irgendwie nicht so einfach zusammenbringen kann. Einerseits erzählen Sie diese furchtbar traurige Geschichte vom Tod Ihres Freundes. Anderseits erzählen Sie sie so, als würden Sie über das gestrige Fußballspiel sprechen, dabei wissen wir beide, dass Sie sich kein bisschen für Fußball interessieren.«

Wir können aber auch einfach nur benennen, dass etwas Bedeutungsvolles passiert sein könnte:

Eine Patientin war auf eine emotionale Schilderung eines Ereignisses konzentriert. Dann machte sie eine Pause, welche ich nicht durch eine Zusammenfassung oder ähnliches unterbrach, woraufhin sie ergänzte: »Das war jetzt wahrscheinlich alles Blödsinn, was ich gesagt habe«. Diesmal intervenierte ich: »Frau Z, ich glaube, dass gerade etwas Wichtiges passiert ist. Haben Sie es bemerkt?« Ich beginne also nicht mit einer Deutung ihres Verhaltens als Selbstentwertung oder einer Übertragungsdeutung in Richtung einer Vorwegnahme einer von mir aktivierten Entwertungserwartung, sondern beschränke mich zunächst darauf, die aktuelle Interaktion zu benennen und ihr eine Bedeutung zu geben. Dies kann die Patientin nun auf ihre Art und Weise aufgreifen – oder eben nicht.

5.2.4 Abstinenz

Abstinenz hat unterschiedliche Facetten, die sich beispielsweise auf die Bereiche der Nichtbefriedigung von Bedürfnissen oder das Zurückhalten persönlicher Informationen seitens der TherapeutInnen oder das Zurückhalten von Feedback in Bezug auf die Gedanken und Gefühle bezüglich des Patienten/der Patientin beziehen können. Auch in anderen Therapieschulen gibt es Grenzen hinsichtlich persönlicher Offenbarungen seitens der TherapeutInnen, in der Psychoanalyse werden diese jedoch häufig sehr früh gezogen. Mit dem tragischen Missverständnis, Abstinenz bedeute, PatientInnen das Erleben einer wohlwollenden therapeutischen Beziehung vorenthalten zu müssen, hat bereits Stone (1961) aufgeräumt. Ein zweites Missverständnis liegt in der Annahme, Abstinenz sei eine therapeutische Haltung. Damit käme Abstinenz in den gefährlichen Bereich einer Konstanten im therapeutischen Geschehen. Ich halte es für fundamental wichtig, Abstinenz als technische Intervention zu verstehen, wobei ich mich im Folgenden auf den Bereich des therapeutischen Feedbacks konzentriere. Wie immer sollten wir eine präzise Vorstellung davon haben, warum und wann wir mit einer spezifischen Technik intervenieren.

Kontinuierliche Feedbackschlaufen vergewissern uns in der Alltagskommunikation der Aufmerksamkeit und Reaktionen unseres Gegenübers. Wir alle kennen den Effekt, den internetbasierte Kommunikation wie Email oder Chats haben, wie wunderbar man sich hier in Dank reduzierter Informationskanäle freilaufender Projektion wahlweise verlieben oder streiten kann – Walther (1996) spricht in diesem Zusammenhang von einer »hyperpersonellen Interaktion«. Kein Feedback zu erhalten ist aber vor allem auch höchst verstörend. Im perzeptuellen Vakuum (Stone, 1961) der psychoanalytischen Situation versucht der Patient/die Patientin, sich zu erklären, was wohl im/in der AnalytikerIn vorgeht. In Anlehnung an die linguistischen Analysen von Goeppert und Goeppert (1973, S. 184) lässt sich formulieren, dass dieser oft unangenehme Zustand von Unklarheit über das Gegenüber die Eigenschaft besitzt, Konflikte zu reaktivieren. Letztlich muten wir unseren PatientInnen eine Frustration ihrer berechtigten Alltagskommunikationserwartung zu, um zu lernen, welche Themen sich gerade beim Patienten/bei der Patientin aktualisieren. Nehmen wir die geschilderte Situation mit Frau Z. Da wir nur mit Frau Z gemeinsam klären können, was tatsächlich in ihr vorgeht – sofern es bewusstseinsfähig ist – ist die folgende Hypothese als rein didaktisches Beispiel zu betrachten. Wir sehen die Sukzession einer emotionalen Schilderung, einer Pause, und einer Selbstentwertung. Es ist vorstellbar, dass Frau Z sich in der Pause gefragt hat, was ihr Therapeut wohl dazu denkt. Dass dieser sich nicht äußerte, irritierte sie und ein mögliches Interaktionsmuster wird aktiviert: eine Entwertungserfahrung. Interpersonell gedacht hieße das, dass sie annimmt, dass der Therapeut ihre Schilderung für Blödsinn hält, dies aber nicht zeigt. Natürlich kann das Erleben der Patientin aber auch getrennt von der auslösenden interpersonellen Situation ablaufen und sie beschreibt ihre Schlussfolgerung als objektlos. Zurückweisungserwartungen sind offensichtlich von großer Bedeutung, da sie eine freie Nutzung des therapeutischen Raums verhindern können. Eine supportive Intervention in der Pause (»das kann ich gut verstehen, Frau Z«) hätte eine solche Konfliktaktivierung vermutlich verhindert. D. h., wir muten unseren PatientInnen einen Spannungszustand zu, um wichtige Themen zu aktivieren und einer Bearbeitung zugänglich zu machen. Ich halte es für absolut notwendig, den PatientInnen zu erklären, warum wir so massiv gegen Alltagskommunikationsnormen verstoßen[21]. Damit erleichtern wir es ihnen auch, uns mit dem hierdurch ausgelösten Unbehagen zu konfrontieren. Entscheidend ist, dass wir das aktualisierte Thema aufgreifen – d. h., dann auf andere Interventionstechniken als Abstinenz zurückgreifen. Sonst erhält die Zumutung einer Frustration leicht einen sadistischen Charakter.

Der Einsatz von Abstinenz ist sorgfältig an die jeweilige Situation anzupassen. Kriterien hierfür sind die Persönlichkeit des Patienten/der Patientin, Art und Schwere ihrer Symptome, und ihre Kultur (Wittmann, 2019). Bei PatientInnen mit geringer Objektkonstanz oder Angsttoleranz, wie wir es häufig bei frühkindlich und komplex traumatisierten Menschen finden, ist ihr Einsatz besonders sorgfältig abzuwägen. Wir

21 Wenn wir dem Wunsch eines Patienten/einer Patientin, die Stunde mit einer Frage zu eröffnen, nicht entsprechen, könnten wir ihm/ihr erklären, dass wir seine/ihre Aufmerksamkeit nicht auf ein Thema lenken wollen, das aktuell keine Relevanz für ihn/sie haben könnte. Wenn wir entscheiden, unsere Beurteilung einer Situation einem Patienten/einer Patientin nicht mitzuteilen, könnten wir erklären, dass es eine unserer zentralen Aufgaben ist, sicherzustellen, dass der therapeutische Raum für ihn/sie offen ist und wir diese Offenheit gefährden, wenn wir unsere eigenen Überzeugungen in diesen einbringen. Wenn wir uns entscheiden, dem Patienten/der Patientin keine direktiven Arbeitsanweisungen zu geben, obwohl er/sie diese verlangt, können wir erklären, dass wir ihm/ihr hier die Möglichkeit geben wollen, mit seinem/ihrem Ureigensten in Berührung zu kommen, und dass jede Richtung, die wir ihm/ihr vorgeben würden, sicherlich nicht dorthin führt. Wenn wir nach einer persönlichen Information gefragt werden – nehmen wir als Beispiel einen jungen Therapeuten, der nach seinem Alter gefragt wird – könnte dieser antworten: »Herr M., es gibt keinen Grund, aus welchem Sie mein Alter nicht wissen dürften. Tatsächlich stellen Sie mir ja eine wirklich naheliegende Frage. Ich habe aber die Erfahrung gemacht, dass sich hinter Fragen manchmal andere Fragen verbergen, die noch wichtiger als die erste Frage sind. Und ich mache mir Sorgen, dass wir diese zweite Frage verpassen könnten, wenn ich Ihnen die erste beantworte. Haben Sie eine Idee, um welche Frage es sich in diesem Fall handeln könnte?« Möglicherweise – auch hier sei an das Konzept des Nicht-Wissens verwiesen – kommt nun eine Sorge des Patienten zur Sprache, dass er bei einem unerfahrenen Therapeuten gelandet sein könnte.

dürfen unseren PatientInnen nicht mehr Stress oder Angst zumuten, als sie regulieren können. Wenn wir dagegen den Eindruck haben, dass sich zu wenig Material in der Therapie zeigt, können wir prüfen, ob ein verstärkter Einsatz von Abstinenz zu einer Spannung führen könnte, die einen Konflikt aktualisiert und damit bearbeitbar macht.

5.2.5 Der Umgang mit der Vermeidung

Die Vermeidung nimmt im Rahmen der posttraumatischen Belastungsstörung eine zentrale Rolle ein (▶ Kap. 3). Die aktuellen Therapiemanuale (vgl. Schnyder et al., 2015) stellen dieser Tendenz typischerweise eine Expositionstechnik entgegen, welche ich als direktiv bezeichnen würde. Direktiv insofern, als dass die Expositionssitzungen qua Manual im vornherein präzise geplant sind (z. T. bis hinunter zum Minutentakt, vgl. Foa et al., 2007) und eine Einwilligung in die Exposition eine Art Behandlungsvoraussetzung ist. Ich bin unverändert erstaunt darüber, dass Konfrontation und Exposition als Errungenschaft der Verhaltenstherapie gehandelt werden. Dabei denke ich an dieser Stelle nicht nur an die beschriebene Expositionstechnik bei Freud und Breuer (1895/1987), sondern auch an das psychoanalytische Konzept Erinnern, Wiederholen, Durcharbeiten (Freud, 1958/1914). Auch wenn die Psychoanalyse den Respekt vor Rhythmus und Herangehensweise des Patienten/der Patientin beim Durcharbeiten schmerzhafter Erfahrungen einer direktiven Manualisierung typischerweise vorzieht, so steht sie doch mit einer 120 Jahre langen Tradition genau für dieses Durcharbeiten. Wie geht sie aber mit einer Situation um, in welcher PatientInnen das Durcharbeiten der traumatischen Erfahrung vermeiden? Manchmal reicht eine einfache Metapher. Einer meiner Patienten erklärte mir, dass wir über alles reden könnten, außer über seinen Unfall. Ich verglich dies mit einem Menschen, der wegen Rückenproblemen zum Orthopäden geht und diesem mitteilt, dass er gerne die Knie untersuchen, nicht aber den Rücken berühren dürfe. Statt aber den Widerstand mit psychoedukativen Ausführungen oder unter Einsatz der therapeutischen Beziehung oder Suggestion zu überwinden zu versuchen, liegt das große Potenzial der analytischen Übertragungsarbeit, welche Gegenstand des nächsten Abschnitts sein wird, darin, gemeinsam den Vermeidungsbedarf des Patienten/der Patientin zu verstehen. Welche Reaktionen erwartet er/sie, wenn er/sie sich auf traumatisches Material einlässt, und warum darf er/sie sich nicht in einem solchen Zustand zeigen? Welche Funktion hat der/die AnalytikerIn in diesem Erleben? Ein/e PatientIn mag z. B. befürchten, dass er/sie uns mit der Wut, die dann hochkochen würde, verängstigen und die therapeutische Beziehung beschädigen könnte. Sobald wir über solche Anhaltspunkte verfügen, können wir das zugrundeliegende Dilemma anerkennen: Um den therapeutischen Raum für das Durcharbeiten seiner/ihrer Traumatisierung nutzen zu können, müsste er/sie den Raum destabilisieren. Damit verschiebt sich die Arbeit vom Durcharbeiten der traumatischen Erfahrung zum Durcharbeiten des Vermeidungsbedarfs. In dem Maße, in welchem PatientInnen diesen reduzieren und mit sich und der traumatischen Erfahrung in Kontakt treten dürfen, wird das Durcharbeiten des Traumas auch ohne direktive Exposition möglich. Außerdem ist eine Generalisierung dieser Erfahrung zu erwarten, welche sich nicht nur in anderen Lebensbereichen zeigen, sondern auch im Sinne einer Resilienz für die Verarbeitung zukünftiger Belastungen wirken kann. Abschließend sei auch hier wieder die Notwendigkeit einer flexiblen Haltung betont. So brachte ich bei einem traumatisierten Patienten mit zunehmend handlungsnahen Racheimpulsen, welcher eine Annäherung an den hierin im Sinne einer passiv-aktiv-Umkehr abgewehrten Schmerz komplett verweigerte, zunehmend direktive Elemente ein. Ich fokussierte sehr bestimmend auf seine ursprünglichen Gefühle von Angst und Hilflosigkeit während einer traumatischen Szene, indem ich etwa alle seine Versuche, das Thema zu wechseln, unterbrach.

5.2.6 Die Übertragungsanalyse

In seiner Schrift zur Zukunft der psychoanalytischen Bewegung führt Freud (1914) drei zentrale Aspekte psychoanalytischen Arbeitens an: das Unbewusste, die Übertragung und den Widerstand. Nachdem zum Widerstand schon viel gesagt worden ist, fokussiert dieser Abschnitt in Anlehnung an Merten Gill (1982) auf die Übertragungsanalyse. Das ubiquitäre Phänomen der Übertragung lässt sich bündig als die Prägung von Erleben und Verhalten in einer aktuellen Interaktion durch frühere Interaktionserfahrungen definieren. Die Frage »Hast Du mich schon analysiert?«, welche seit meiner Zeit als Psychologiestudent immer wieder an mich gerichtet wurde, traf im Credo meines Zürcher Supervisors Heini Schwob auf eine späte Korrektur: »Nicht ich analysiere den Patienten, sondern ich analysiere, wie der Patient mich analysiert«. Ich möchte den Einsatz der Übertragungsanalyse am Transkript eines Stundenanfangs mit einem Patienten illustrieren, welcher in seiner Kindheit über mehrere Jahre hinweg von einem Verwandten sexuell missbraucht worden war.[22] Auf dem Weg zur Therapiestunde litt der Patient unter massiven Symptomen.

[...]

T: (...) Heute geht es sehr schlecht, haben Sie gesagt.

P: Ja, es war wahrscheinlich jetzt ein bisschen aufregend im Bus. Es ist ja jetzt schon später als sonst. Und es war so sehr voll – auch im Bus. Bisschen viel Stress so. Ja

T: Haben Sie Angst bekommen?

P: Ja.

T: Aha. Also sollten wir bei unseren Terminen, wenn möglich, darauf achten, dass wir nicht so in die Rush-Hour reinkommen – nicht so in die Hauptberufszeit.

P: Wenn das möglich ist, wäre das natürlich gut. Wenn das mal nicht ist, muss es halt gehen.

T: Ja, aber. Haben Sie es schon geahnt, dass es ein ungünstiger Zeitraum ist?

P: Hmmm, ja also es war mir schon nicht angenehm, die Zeit. [...] Hmm, also ich versuch dann immer so das Beste daraus zu machen. [...] Also ich bin auch eigentlich ganz gut losgefahren; das war gar nicht so schlimm.

22 Einige Passagen, welche identifizierende Merkmale enthalten oder zu lang für die vorliegende Darstellung sind, sind ausgelassen, einige den Patienten beschreibende Details zur Verbesserung der Anonymisierung abgeändert.

T: Was ich ganz einen spannenden Punkt finde ist: Ich habe Ihnen diese Uhrzeit beim letzten Mal vorgeschlagen, und wenn ich das jetzt richtig erinnere, haben Sie gar nicht ansprechen dürfen, dass das nicht so eine gute Zeit für Sie ist.

P: Naja, ich finde immer, ich habe ja den ganzen Tag Zeit. Da finde ich, da nehme ich dann das, was für Sie passt.

T: Ah, das ist ja interessant.

P: Da bin ich nicht so, dass ich dann sag. Also außer es ist wirklich was. Das ich sag, ich habe da einen Termin oder so. Aber ansonsten würde ich das nicht machen, glaube ich, weil ich dann einfach denke, das passt dann schon für Sie gut so. Und dann (hehe).

T: Also wichtig ist es, dass es für Herrn Wittmann passt. Und dass es für Herrn Z [Name des Patienten] passt, ist weniger wichtig?

P: In dem Moment schon, ja.

T: Aha, das ist ja spannend.

P: Ja.

T: Uund (…)?

P: Also ich dachte dann auch so, wo ich gefahren bin, ich bin früher ja immer mit dem Bus gefahren. Also dass das jetzt so ein Problem darstellt, ist manchmal auch … ehmm da ärgere ich mich. Aber ich kann es halt nicht ändern.

T: Ja, es gibt ganz viele Ebenen davon, die wir uns natürlich anschauen können. Wir könnten uns anschauen, was passiert im Bus; was ist heute im Bus passiert oder. Aber ich finde diesen Moment so spannend, dass ich Ihnen einen Vorschlag mache für eine Zeit und dann nehmen Sie an, ich habe das Bedürfnis, dass der Termin um 3Uhr ist. Und Sie spüren schon so ein bisschen, ooh mein eigenes Bedürfnis wäre eigentlich ein anderes. Aber das hat gar keinen Platz, ihr Bedürfnis. […] Sie haben den Eindruck: Wittmann hat ein Bedürfnis, dann spüren Sie, ich habe selber, also dass Sie selber ein Bedürfnis haben. Und in der Situation, was passiert? [zeigt eine auf eine Seite kippende Waage] Plop. Dann ist das Bedürfnis von Herrn Wittmann ganz wichtig und Ihr eigenes Bedürfnis fällt sozusagen unter den Tisch. Und, und das dürfen Sie nicht mal sagen, dass da ein Bedürfnis wäre.

P: Also ich würde nicht mal auf die Idee kommen also

T: Ja, Sie kommen nicht mal auf die Idee zu sagen: Herr Wittmann, ich hab' da mal 'ne Frage. Ehm für mich ist das um die Uhrzeit so schwierig, wäre es allenfalls möglich, wir versuchen einen früheren Termin zu finden oder so. [...]

P: Ne, hab' ich einfach nicht so in Betracht gezogen. Einfach, also ist jetzt nicht so, dass ich es vielleicht nicht könnte. Aber die Überlegung war gar nicht da.

[...]

T: Ja, das ist ja spannend, dass das so automatisch passiert, in dem Moment dürfen Sie nicht mal die Vorstellung haben: der passt mir nicht so gut der Termin. Und haben Sie eine Idee, warum das ein wichtiges Thema für uns sein könnte?

P: Naja, ich denke mal, ehm. Also heute ist es schon besser. Aber früher wusste ich gar nicht, was ich überhaupt für Bedürfnisse habe. Also was mir gut tut. Oder wenn, ja wenn ich gefragt worden bin, was ich denn tun könnte, damit es mir besser geht oder so. Da ist mir nie was eingefallen. So, und ich habe immer so das Gefühl: ich habe keine Bedürfnisse zu haben in bestimmten Situationen. Nicht immer, aber in bestimmten Situationen ist das so, dass ich meine, ich habe nicht das Recht dazu. Ob es jetzt so ist oder nicht spielt ja keine Rolle, aber so fühlt es sich dann für mich an.

Diese Gesprächssituation bietet viele Themen für eine Vertiefung an. Eine weitere Klärung der Symptome und der auslösenden Situation erfolgten im Stundenverlauf. So könnte die auslösende Situation – der volle Bus – etwa Assoziationen zu einem Erlebnis in der Jugend des Patienten besitzen, welches in einer vollen Umkleidekabine eines Sportvereins stattfand. Spannend ist auch, dass sich die Symptome auf dem Weg zu einer der ersten Therapiestunden einstellten. Ich entscheide mich aber, einem anderen Aspekt Priorität einzuräumen: Mir imponiert, dass der Patient einem Terminvorschlag zustimmt, bei welchem er schon ahnt, dass die implizierte Reisezeit kritisch für ihn ist. Wie nimmt er mich in so einem Moment wahr? Als einen Vertreter der Menschen, deren Bedürfnisse wichtiger sind als seine eigenen. Was für

Reaktionen würde er von mir erwarten bei der Vorstellung, seine Bedürfnisse in unsere Interaktion einzubringen? Eigene Bedürfnisse wahrnehmen, kommunizieren und auch verteidigen zu dürfen, ist von offensichtlicher Bedeutung bei einer über lange Zeit hinweg komplex traumatisierten Person. Eine Vertiefung des in der Übertragungsbeziehung aufgetauchten Themas wird sicherlich weitere Verbindungen zur Entwicklungs- und Traumatisierungsgeschichte sowie zu aktuellen Lebenskontexten aufweisen. Auch können wir diese gemeinsame Erfahrung mit der Vernachlässigung eigener Bedürfnisse als Referenzpunkt nutzen, wenn wir über parallele Situationen in anderen Kontexten sprechen.

Nicht immer lässt sich ein Aspekt der aktuellen Übertragung so organisch verstehen. Manchmal formulieren wir unsere Hypothesen, also unsere spekulativen Übertragungsdeutungen, auch wenn das zugrundeliegende Thema noch nicht so bewusstseinsnah ist. Das Kriterium für Deutungen kann natürlich nicht die Frage sein, ob unsere Deutung wahr ist, sondern nur, ob sie hilfreich ist. Etliche Kriterien für diese Entscheidung – wie etwa die Produktion neuen Materials – hat Freud (1937) formuliert. Der wichtigste Aspekt ist meiner Meinung nach die dem Deutungsprozess zugrundeliegende Suchbewegung und der so entstehende Denkraum. Es kommt nicht darauf an, dass wir unbewusste Aspekte einer Verhaltensweise magisch erraten können, sondern dass der Patient vertraut wird mit der Suchbewegung nach dem, was hinter seinem Erleben und Verhalten stehen könnte.

Die Übertragungsanalyse macht als zentrales Instrument unsere Arbeit zur Interaktionsanalyse. Auch wenn alles, was der Patient/die Patientin in der Stunde erzählt, wichtig ist, so ist die Interaktion doch das einzige Material, welches wir direkt beobachten und teilen können. Es ist so gesehen der Gradmesser für das, was ich einen empirischen Ansatz bezeichnen würde. Von den unzähligen Themen, auf die wir in einem gegebenen Moment eingehen könnten, zeigt das Übertragungsgeschehen, welcher Aspekt aktuell beim Patienten/bei der Patientin aktiv ist.

5.2.7 Durcharbeiten

Durcharbeiten bezieht sich auf die interaktive Arbeit an traumabezogenen Erfahrungen auf einer der in Abschnitt 5.1 genannten Ebenen. Auf welcher Ebene jeweils gearbeitet wird, hängt von den Präferenzen des Patienten/der Patientin, der aktuellen Therapiephase (was ist derzeit aktualisiert?) und seinem/ihrem aktuellen Abwehrbedarf ab und erfolgt also unter Respektierung seines/ihres Rhythmus'. Besondere Bedeutung kommt dabei der Generierung von Bedeutung durch Verbindungen zwischen diesen Ebenen zu. Traumabezogene Erfahrung impliziert hier einen weitgefassten Begriff, der von Lebenserfahrungen, welche Reaktionen auf ein späteres Ereignis verständlich machen, bis hin zu einem spezifischen Ereignis und seinen Konsequenzen selbst reicht. Natürlich findet das Durcharbeiten nicht nur in den Therapiestunden statt[23]. Wenn im Rahmen der Psychotherapie Widerstände gegen das Durcharbeiten aufgelöst werden können, laufen wesentliche Anteile der Verarbeitung traumatischer Erfahrungen oft auch außerhalb des Therapiesettings. Die folgenden Absätze illustrieren Möglichkeiten der Arbeit auf den verschiedenen Ebenen und ihrer Verbindung.

Eine offensichtliche Variante liegt in der Schaffung eines Narrativs der traumatischen Erfahrungen in der Gegenwart eines begleitenden Gegenübers. Dieses Teilen des Traumanarrativs entkräftet die Erwartung, dass das Trauma uns außerhalb der menschlichen Gemeinschaft stellt, indem es uns zu Reaktionen zwingt, welche wir aufgrund früherer Interaktionserfahrungen für inakzeptabel halten. Hierbei empfehle ich, das spontane Vorgehen des Patienten/der Patientin bei der Erstellung seines/ihres Narrativs genau zu beobachten, ohne diese Vorgehensweise selber vorzuschreiben. Den Wunsch mancher PatientInnen, erklärt zu bekommen, wie sie über das Trauma sprechen sollen, halte ich für einen wichtigen Ansatzpunkt für die Übertragungsanalyse: Welche Funktionen kommen diesem Auftrag zu? Aufgrund welcher Überzeugungen geht der Patient/die Patientin davon aus, dass er/sie selber die

23 Die Psychotherapieforschung hat hierfür ein eigenes Konstrukt mit dem schönen Namen »Prozesse zwischen den Stunden« entwickelt (Kaiser & Laireiter, 2018).

»richtige« Art, seine/ihre Geschichte zu erzählen, nicht kennt und sich dieses erhoffte Wissen nur außerhalb von ihm/ihr befindet? Später können wir dann aufgrund unserer Beobachtungen entscheiden, ob wir den Patienten/die Patientin, etwa durch Mitteilungen oder Hinterfragen von Auffälligkeiten in Inhalt oder Form des Narrativs (Auslassungen, Widersprüche, oberflächliche oder wenig emotionale Schilderungen etc.), unterstützen sollten. Wie immer in der Psychotherapie – dies wird auch von allen mir bekannten Traumamanualen betont – sollten wir stets das Ausmaß der emotionalen Beteiligung des Patienten/der Patientin im Auge haben. Bei Traumanarrativen ist besonders auch die Beobachtung möglicher dissoziativer Reaktionen notwendig. Trotz aller Vorsichtsmaßnahmen ist es unmöglich, das Auftreten starker dissoziativer Reaktionen mit völliger Sicherheit zu verhindern – besonders in der Therapieanfangsphase kennen wir die entsprechenden Trigger noch nicht ausreichend, auch berichten nicht alle PatientInnen über das Vorliegen dissoziativer Reaktionen, sei es, dass hierfür noch nicht genug Vertrauen besteht, oder dass die dissoziativen Reaktionen selbst nicht erinnert werden. Der Respekt dem Rhythmus des Patienten/der Patientin gegenüber und eine sorgfältige Erarbeitung dessen, was den Patienten/die Patientin an der Nutzung des therapeutischen Raums zur Erstellung eines Narrativs hindert, halte ich hier für den besten Weg zur Kontrolle des Dissoziationsrisikos. Dissoziative Anzeichen sollten wir sofort benennen und in Abhängigkeit von Art, Ausmaß und Umgang des Patienten/der Patientin hiermit ggf. intervenieren. Ich bin immer wieder schockiert, bei Traumaworkshops festzustellen, dass die Vermittlung antidissoziativer Techniken im Rahmen der psychoanalytischen Therapieausbildung vielerorts keinerlei Berücksichtigung zu finden scheint. Damit möchte ich die psychodynamischen Therapien nicht zu einem Skills-Training, wie es die dialektisch-behaviorale Therapie (Rizvi & Linehan, 2001) oder Cloitres *Skills training in affect and interpersonal regulation* (Cloitre et al., 2010) vorsehen, reduzieren. Aber jede/r TherapeutIn sollte auf das, was in seinen/ihren Stunden eintreten kann, vorbereitet sein.

Ein Patient, welcher unter vollständig dissoziativen und später nicht erinnerbaren Flashbacks extrem selbstgefährdende Handlungen vollzog, und ich lernten gemeinsam, potenzielle Trigger (spezifische Erinnerungen und Themen) dieser Flashbacks sowie frühe Anzeichen (Vermeiden von Blickkontakt, Anhalten der Atmung) zu erkennen. Durch Ansprache und Aufforderung, mit mir in Kontakt zu bleiben und weiter zu atmen sowie – je nach Bedarf selbstständiges oder von mir angeleitetes – Öffnen und Ballen der Hände zu einer Faust gelang es zunehmend, Kontrolle über diese Flashbacks zu bekommen und Themen weiterverfolgen zu können. Diese Erfahrung generalisierte auf andere Lebensbereiche mit deutlicher Verbesserung seiner Alltagsfunktionsfähigkeit.

Das Durcharbeiten traumatischer Erfahrungen auf der Ebene der Übertragung ist bereits mit dem Konzept der Übertragungsanalyse angedeutet worden. Wie Wilson und Lindy (1994) beschreiben, besitzen traumatische Ereignisse aufgrund ihrer unverarbeiteten massiven Emotionen ein starkes Übertragungspotenzial. Dies beinhaltet Chance und Risiko zugleich.

Ein Patient erlebte mich als quälendes Gegenüber und verweigerte plakativ die Zusammenarbeit mit mir. Als er mir wieder einmal erklärte, was für ein schlimmer Therapeut ich sei, antwortete ich ungefähr: »Herr X, was Sie mir da über mich erzählen, da kann man ja schon nicht mehr über Behandlung sprechen, da muss man ja geradezu von Misshandlung reden. Ich kann mir gut vorstellen, dass Sie manchmal Albträume haben, in welchen Sie von einem Folterknecht in einen Folterkeller geführt werden, und am Revers seiner Uniform hängt ein Namensschild, auf dem Wittmann draufsteht.« Der Patient antwortete, dass er mich tatsächlich als so sadistisch wahrnehme, aber irgendwo auch wisse, dass ich in Wirklichkeit vermutlich nicht so ein krasser Sadist sei. Hier gelang es uns also, über das Akzeptieren der Wahrnehmung des Patienten zu einer ersten Trennung zwischen Übertragung und Wahrnehmung des realen Gegenübers zu kommen[24]. In der fol-

24 Vergleiche das Konzept der mutativen Deutung von Strachey (1937). Das Konzept eines realen oder objektiven Gegenübers ist aus erkenntnistheoretischer Sicht sicherlich sehr viel komplexer als aus praktisch-klinischer.

genden Therapiephase war nur noch etwa jede zweite Stunde von den massiven Widerstandsphänomenen gekennzeichnet.

Um untolerierbare Belastungen des Patienten/der Patientin, welche leicht durch die Entwicklung starker Übertragungsreaktionen – negative therapeutische Reaktionen (Freud, 1937) – zu einem Abbruch der Therapie führen können, zu vermeiden, erscheint mir ihr Erkennen und Benennen von großer Wichtigkeit. Während in anderen Konzepten zur psychodynamischen Traumatherapie häufig vor Arbeit an der Übertragung gewarnt wird[25], erscheint mir das gemeinsame Auffangen solcher unvermeidbaren Reaktionen gerade der einzige Weg zu sein, um den Patienten/die Patientin nicht damit alleine zu lassen und einer Eskalation vorzubeugen. Das belastende Übertragungsgeschehen für die Therapie nutzbar zu machen, kann mit einer Anerkennung seiner/ihrer Erfahrung beginnen. Der Anerkennung, wie enttäuschend und schwierig es sein muss, mit solchen Erfahrungen konfrontiert zu sein, und dies an einem Ort, an welchem er/sie bedingungslose Unterstützung anstelle von Retraumatisierung erwarten darf. Wir können unser Bedauern hierüber ausdrücken und den Patienten/die Patientin bitten, gemeinsam mit uns zu verstehen, wie sich eine als Behandlung intendierte Interaktion in eine als Misshandlung wahrgenommene entwickeln konnte. Dies mag einerseits Erkenntnisse über wichtige Faktoren des traumatischen Prozesses ermöglichen. Anderseits ist die Erfahrung, dass ein als traumatisierend wahrgenommenes Gegenüber bereit ist, auf diese Wahrnehmung nicht mit weiterer Aggression, sondern mit Empathie und der Bereitschaft, sich in Frage zu stellen, reagiert, bereits ein erster Schritt aus der Retraumatisierungsdynamik heraus. Bei dieser Formulierung kann man natürlich an das Konzept der korrektiven emotionalen Erfahrung (Alexander & French, 1946) denken.

In diesem Kontext ist auch die Forderung des Schweizer Psychoanalytikers Fritz Morgenthaler (2005) zu nennen, formalen Aspekten das Pri-

25 So etwa Peichl (2005, S. 188): »Das Arbeiten mit Übertragungsdeutungen, mit rekonstruktiven genetischen Deutungen oder das Anwachsenlassen negativer Übertragungen durch Schweigen sollten analytisch orientierte Kollegen tunlichst vermeiden«.

mat vor inhaltlichen einzuräumen. Ein Patient, welcher mein Therapiezimmer zum ersten Mal betrat, begann seine Selbstvorstellung mit einem Vergleich mit mir, welcher ebenso aggressiv mir wie vorteilhaft ihm gegenüber ausfiel. Anstelle ihm inhaltlich zu widersprechen, könnte diese Bewegung wie folgt aufgegriffen werden: »Herr Y, das ist ja hochspannend. Kaum sind wir beide hier im Raum, scheint es ein wirklich drängendes Bedürfnis zu geben, dass einer von uns oben ist, und einer unten. Und genauso wichtig scheint es zu sein, dass ich derjenige bin, der unten ist.« Dies kann natürlich unschwer in einer erneuten, vielleicht gesteigerten Attacke resultieren. Wieder wäre es wichtig, nicht auf den Inhalt einzugehen, sondern formal zu bleiben: »Herr X, haben Sie es bemerkt, es ist schon wieder passiert. Es muss sich wirklich um ein wahnsinnig starkes Bedürfnis handeln. Ich frage mich, ob wir beide nicht gemeinsam versuchen könnten, zu verstehen, wo dieses Bedürfnis herrührt.«

Ein Beispiel für die Bedeutung des aktuellen Lebenskontextes für den traumatischen Prozess habe ich bereits gegeben (▸ Kap. 3). Hier ermöglichte das Verständnis der posttraumatischen Schuldgefühle nach Unfalltod der Partnerin eine selbstständige Fortsetzung des Verarbeitungsprozesses. Bei einem anderen Patienten (vgl. Nijdam & Wittmann, 2015) ließ sich sehr bald erkennen, dass ein gewalttätiger Angriff durch angetrunkene Jugendliche seine maligne Wirkung in Verbindung mit einer langen Geschichte von Mobbing durch Gleichaltrige erhielt, da der Patient seine Hoffnung, solchen Erfahrungen durch höheres Lebensalter entwachsen zu sein, zerstört sah. Diese Beispiele veranschaulichen auch, wie zentral die Generierung von Bedeutung durch Verknüpfung der unterschiedlichen Ebenen, auf welchen sich das Durcharbeiten abspielen kann, ist. Die Möglichkeit, so unterschiedliche Ansatzpunkte für die therapeutische Arbeit zu haben, verleiht der psychodynamischen Traumatherapie eine einzigartige Flexibilität, um mit unterschiedlichen PatientInnen in unterschiedlichen Therapiephasen arbeiten zu können.

5.2.8 Sukzession

Wenn Wurmser (2000, S. 64) zum aktuellen therapeutischen Geschehen fragt, »Warum jetzt? Warum in diesem Zusammenhang?«, erkennen wir hier Freuds Gedanken aus dem sechsten Traumadeutungskapitel (Freud,

1900) wieder, in denen Traumelement B seine spezifische Bedeutung von seiner Position relativ zu Element A erhält, und natürlich Morgenthalers (2005) bedeutende Ausführungen zur Sukzession. Die Beobachtung der Sukzession erscheint mir auch in der Traumatherapie ein wichtiges Instrument, welches ich an folgendem Beispiel veranschaulichen möchte.

Ich arbeitete mit einem jungen Mann, der als Mitglied einer ethnisch definierten Gang von einem Mitglied einer rivalisierenden Gang lebensgefährlich verletzt worden war. Wenig überraschend lagen ausgeprägte Rachephantasien vor. Als diese mehr und mehr die Form konkreter Handlungspläne annahmen, befragte ich ihn hierzu ausführlich, um gegebenenfalls über die Notwendigkeit weiterer Maßnahmen entscheiden zu können. Aufgrund seines anfänglichen Ausweichens insistierte ich zunehmend direktiv, bis ich einen präzisen Eindruck von der Situation zu haben glaubte. Nach einer Klärung dieses Themas entwickelte sich die weitere Stunde, in deren Verlauf ich mich plötzlich diffus und desorientiert in Bezug auf den Patienten fühlte. Ich unterbrach das aktuelle Thema und fragte ihn, wie es ihm gerade ginge. Er konnte die Frage nicht beantworten und beschrieb eine Depersonalisationserfahrung des Schwebens an einem anderen Ort. Ich fragte ihn, ob er sich wieder mit seinem Körper verbinden könnte, was ihm gut gelang. Einige Zeitlang suchten wir vergebens nach einem Auslöser dieser Episode, auch meine Frage, ob er sich heute über mich geärgert habe, wurde verneint. Etwas später fiel ihm ein, dass er sich doch über mich geärgert hatte, und zwar als ich ihn nötigte, seine geheimen Rachepläne offenzulegen. Eine Hypothese zu dieser Sukzession könnte also sein, dass er sich nicht frei fühlte, seinen Ärger über mich in die Interaktion einzubringen, und den inneren Spannungszustand alternativ über den dissoziativen Abwehrmechanismus regulierte. Natürlich können erst weitere gemeinsame Beobachtungen zum Management des Ärgerhaushalts dieses Patienten aufzeigen, ob diese Erklärung hilfreich ist. An dieser Stelle soll sie lediglich das Potenzial der Beachtung der Sukzession für das Verständnis eines typischen posttraumatischen Symptoms in Verbindung mit einer aktuellen Interaktion illustrieren.

5.2.9 Verstehen

Die Frage nach dem Verstehen taucht regelmäßig in Traumabehandlungen auf. Auf zwei der Kontexte, in denen der Begriff relevant ist, sei hier eingegangen. Zunächst fragen PatientInnen ihre TherapeutInnen, ob diese sie verstehen können. Das kann natürlich im Übertragungskontext zu betrachten sein, z. B., wenn sich die Erfahrung, niemals richtig verstanden worden zu sein, in der therapeutischen Beziehung wiederholt. Wenn aber Menschen, denen traumatische Ereignisse widerfahren sind, das Gefühl haben, es mache keinen Sinn, mit einer Person, die diese Erfahrung nicht geteilt hat, zu sprechen, weil sie sie nicht verstehen könne, können wir ihnen in ihrer Sorge zustimmen, ohne ihre Schlussfolgerung verstärken zu müssen. Es ist tatsächlich außerordentlich fragwürdig, ob wir wirklich verstehen können, was es bedeutet, gefoltert, vergewaltigt, Zeuge eines Terroranschlags geworden zu sein oder ein Kind verloren zu haben. Diese Fragwürdigkeit benenne ich in solchen Momenten explizit. Ich ergänze jedoch, dass die Frage, ob ich anerkennen und respektvoll begleiten kann, was der Person passiert ist und was es mit ihr macht, aus meiner Sicht noch relevanter ist als die nach dem Verständnis. Dies ist auch ein für die PatientInnen überprüfbares Kriterium. Der zweite Kontext liegt im Gegensatzpaar von Verstehen und Urteilen. Wir werden sehr häufig Zeugen unterschiedlichster Selbstbeurteilungen – viele davon eher Selbstverurteilungen – unserer PatientInnen. »Ich sollte dieses Problem längst gelöst haben«, mag ein Beispiel sein (auch hier ist natürlich zu bedenken, ob sich dieser Vorwurf nicht auch oder eigentlich an den Therapeuten/die Therapeutin richtet). Wie Wurmser (2000, S. 25) feststellt, stehen Urteilen und Verstehen (Wurmser verwendet hierfür in Anlehnung an Paul Gray den Begriff des Explorierens) in einem unauflöslichen dialektischen Gegensatz. So wie die großen Gerichtsprozesse Angehörige von Opfern, die verstehen wollen, warum die TäterInnen so gehandelt haben, oft enttäuscht zurücklassen, so stimuliert das Urteilen auch in der Psychotherapie den Abwehrmodus, nicht aber das Verstehen. Wir sollten den Charakter des therapeutischen Raums also sehr deutlich als Raum für Prozesse des Verstehens definieren und wann immer eine Selbstbeurteilungstendenz des Patienten/der Patientin deutlich wird, daran erinnern. Statt ein normalisierendes oder entlastendes kognitives *Reframing* vorzunehmen, könnten wir die Verschiebungen zwischen der Urteilsebene (z. B. »... aber ich Versager reagiere jedes Mal wieder gleich«) und der Verstehensebene (z. B. »was passiert in dieser Situation in mir, so dass ich darauf in einer bestimmten Weise reagiere?«) benennen. Darüber hinaus müssen TherapeutInnen sich bewusst sein, dass selbst positive Urteile von ihrer Seite her signalisieren können, dass sie eine grundsätzliche Urteilskompetenz besitzen, die in der Erwartung der PatientInnenen dann auch für negative Urteile gelten dürfte. Wie schon angedeutet erlauben sichtbar werdende Urteilstendenzen natürlich den Wechsel auf die Ebene der Übertragung. Abschließend sei erneut an die notwendige Flexibilität im Umgang mit therapeutischen Prinzipien erinnert. Wenn die Wahrnehmungs-, Auffassungs- oder Urteilsfunktion der PatientInnen beeinträchtigt ist, kann es notwendig werden, dass wir im Sinne einer Hilfs-Ich-Funktion sehr deutlich zwischen Recht und Unrecht, Opfer- und Täterschaft unterscheiden. Ein Beispiel hierfür wäre die Überzeugung bei einem in der Kindheit sexuell missbrauchten oder gewalttägig misshandelten Menschen, aufgrund eigener Verhaltensweisen Schuld am Verhalten der TäterInnen zu sein.

5.2.10 Die Verwechslung von Würde und Leistung

Eines der zentralen Konzepte, die ich in der Supervision bei Heini Schwob kennenlernte, ist die Verwechslung der Ebene der Würde und jener der Leistung. Schwob führt Leon Wurmser (Wurmser, 1981, 2000) als Quelle für dieses Konzept an, bei meiner Beschäftigung damit bin ich des Weiteren auf Marks (2009) gestoßen, wobei Fischer und Riedesser (2009) ebenfalls die Missachtung der menschlichen Würde im traumatischen Ereignis betonen. Im Folgenden versuche ich, mein Verständnis dieses Konzepts anwendungsnah darzustellen.

Gemäß den Konstitutionen vieler Länder ist Würde eine angeborene, bedingungslose Eigenschaft des Menschen. Da alle Menschen Träger dieser Würde sind, sind wir alle gleich wertvoll und es steht uns zu, Respekt zu erfahren. Würde ist damit etwas Passives, welches weder verdient noch verloren werden kann. Soweit zur Verfassungstheorie. Die

Realität kapitalistischer leistungsorientierter Gesellschaften vermittelt uns etwas anderes. Hier lernen wir, dass unser Wert in den Währungen der Leistungsebene (Geld, Titel, Schönheit, Stärke, Besitz, Leistungsfähigkeit etc.) gemessen wird. Leistung ist etwas Aktives, welches von Bedingungen abhängt und gewonnen wie verloren werden kann. Aufgrund dieser Sozialisationsprozesse sind wir versucht, Verletzungen unserer Würde auf der Leistungsebene zu kompensieren. Das Klischeebeispiel wäre der Ferraribesitzer, der Zurückweisungserfahrungen zukünftig PS-stark vorbeugen möchte. Wir sprechen also von einer narzisstischen Kompensationsbewegung auf der Leistungsebene. Solche Versuche können jedoch das Dilemma, dass etwas Bedingungsloses nicht durch etwas an Bedingungen Geknüpftes kompensiert werden kann, nicht auflösen. Insbesondere intentionale Traumata stellen unsere Würde prototypisch in Frage. Wir sollten Wechsel von der Ebene der Würde auf die der Leistung sorgfältig beobachten, da auf der letzteren Verletzungen der Würde nicht geheilt werden können. Als ein Anzeichen für solche Wechsel können verbale Hinweise dienen, etwa die Verwendung des Verbums »können« anstelle von »dürfen«, oder Formulierungen, welche Maßstäbe im Sinne eines gut-schlecht-Kontinuums implizieren. Als Menschen können wir nur begrenzt beeinflussen, was uns widerfährt. Es liegt beispielsweise nicht in unserer Kontrolle, wann und wo sich ein Terroranschlag ereignet. Was aber sehr eng mit der Würde verbunden ist, ist die Frage, ob wir spüren dürfen, was etwas mit uns macht, und ob wir diese innere Erfahrung kommunizieren und mit anderen teilen *dürfen*, sofern wir dies möchten. Auf der Leistungsebene würde diese Frage lauten, ob wir die entsprechende Erfahrung wahrnehmen oder ausdrücken *können*. Natürlich hat die Leistungsebene an vielen Orten in unserem Leben ihre Berechtigung. Ob ich eine Sprache sprechen kann, ob ich beim Hochsprung über die Marke von 1,5 m komme – all dies sind genuine Aspekte der Leistungsebene. Aber die zentralen menschlichen Dimensionen von Würde, Wert und Respekt unterscheiden sich kategorial von solchen Fragen. Ich möchte dies an drei Fallbeispielen veranschaulichen.

Ein aufgrund eines traumatischen Unfalls arbeitsunfähiger Patient klagte sich regelmäßig an, nichts mehr wert zu sein. Obwohl er andere Menschen, die aufgrund angeborener oder erworbener körperlicher Einschränkungen arbeitsunfähig sind, niemals als wertlos betrachten würde, war er in seinem Fall hiervon überzeugt. Mit dem Hinweis, dass er das Menschenbild der Sklaverei auf sich anwendet, eröffnete sich ein Raum für die Betrachtung der Ebenen von Würde und Leistung und der Basis des Wertes und der Liebenswürdigkeit eines Menschen.

Ein Patient mit ausgesprochen starkem John-Wayne-Syndrom[26] realisierte beim Versuch, ein trauriges akutes Ereignis zu erzählen, dass etwas ihn am Zugang zu seinen Gefühlen hinderte. Er wählte eine für ihn typische Strategie, um diese Wand zu durchbrechen, und reihte eine Erzählung berufsbedingter traumatischer Ereignisse an die andere, um dann fluchend festzustellen, dass er immer noch nicht an seine Gefühle herankomme (wobei Ärger und Wut zu den wenigen tolerierbaren Emotionen gehörten, wie sein Fluchen belegte). Ich benannte, dass er einen sehr aktiven Zugang zu seinen Gefühlen gewählt habe, dass aber das Zulassen von Emotionen sich eher als etwas Passives verstehen lasse. Ich verglich dies mit einem Kind, welches sich wehgetan habe und nun die Tränen laufen lasse, während es von der Mutter getröstet werde. Daraufhin erinnerte er, wie er als Kind einmal Schmerzen gezeigt und aufgrund der erfahrenen Reaktion seiner Umwelt entschieden habe, nie wieder zu zeigen, wenn es ihm wehtue – was er inzwischen in seinem privaten wie in seinem beruflichen Leben perfektioniert hatte. Anstatt seinen eigenen aktiven Modus auf der Leistungsebene im Zuge von angeleiteten Expositionssitzungen zu wiederholen, arbeiteten wir auf unterschiedlichen Ebenen durch seine Überzeugung, kein echter Mann zu sein, wenn er »schwache« Emotionen zeige.

Ein Patient, welcher aufgrund seiner Verwicklung in einen Unfalltod zu mir kam, erzählte in einer Stunde, dass seine Partnerin ihm vorgeworfen habe, dass man nicht mit ihm streiten könne. Auf meine Fra-

26 Dieser Ausdruck bezeichnet die Überzeugung, keine Schwächen zu haben oder haben zu dürfen, so dass einem nichts etwas anhaben kann.

ge, wie seine eigene Ansicht zu diesem Thema laute, antwortete er, dass sie schon Recht habe, er könne seine Gefühle nicht zeigen, da er sich nicht ausdrücken könne. Ich wies darauf hin, dass ich den Eindruck habe, dass hier eine mehrfache Verwechslung vorliege. Einerseits könne er sich im Allgemeinen hervorragend ausdrücken, ich hätte praktisch nie Schwierigkeiten, ihn zu verstehen. Zweitens sei vermutlich weniger ein Ausdrucksdefizit die Ursache der erschwerten Gefühlskommunikation, sondern die Emotionalität die Ursache für mögliche Ausdrucksschwierigkeiten. Vor allem aber gehe es beim Zeigen von Gefühlen wohl weniger um ein Können als vielmehr um ein Dürfen. Der biografische Hintergrund seines Gefühls, Emotionen nicht zeigen zu dürfen, deutete sich dann in der Erzählung einer Erinnerung an, in welcher er seine Eltern mit einer starken verzweifelten Emotion konfrontierte. Seine Mutter habe begonnen, zu weinen, während sein Vater sich hinter seiner Zeitung verkrochen habe.

Vor dem Hintergrund der gesellschaftlichen Realitäten gelangen viele Menschen zu uns in der Annahme, dass ihnen etwas fehlt, sie etwas zu wenig können, und dass der »Psycho-Experte«/die »Psycho-Expertin« hier Abhilfe schaffen kann. Damit kommt der bereits gewürdigten Settingklärung (▶ Kap. 5.2.1) auch die Aufklärung darüber zu, dass es nicht um mehr Leistung geht (machen, aktiv gerichtet sein, usw.), sondern um ein Zulassen, Hören, auch Warten, vermeintliche Leere aushalten, also das eigene Innere respektieren und würdigen. In der klassischen Form der Psychoanalyse findet dieser passive Modus seinen Ausdruck im liegenden Arrangement und der freien Assoziation der PatientInnen.

5.2.11 Vertrauen als empirisches Konzept

Obwohl vermutlich alle TherapeutInnen zustimmen werden, dass Vertrauen eine zentrale Größe in der Psychotherapie ist, wird dieses Konzept häufig nur oberflächlich reflektiert und bleibt im therapeutischen Prozess stumm. Problematisch ist, dass sich die großen Fragen im menschlichen Leben – wie die nach Liebe oder Vertrauen – nicht mit

Worten einlösen lassen. Wir können einem anderen Menschen ewige Liebe schwören – die Scheidungsraten belegen die Reliabilität solcher Aussagen präzise. Wenn wir vertrauenswürdige Menschen fragen, ob wir ihnen vertrauen können, werden sie mit Ja antworten. Leider werden nicht vertrauenswürdige ZeitgenossInnen dies erst recht tun. Was immer wir PatientInnen sagen können, ist vollständig unzureichend, um Vertrauen zu rechtfertigen. Wenn wir an Themen wie Missbrauch in der Psychotherapie denken, wird deutlich, dass auch unser Titel oder die Zugehörigkeit zu einer Institution keine Garantie implizieren, an eine vertrauenswürdige Adresse gelangt zu sein. Wir können also nur anerkennen, dass sich der Patient/die Patientin in einer unkomfortablen Situation befindet, aus welcher es nur einen Ausweg zu geben scheint: er/sie muss uns testen, uns also einen kleinen Kredit mit tragbarem Risiko einräumen. Wenn wir mit Zinsen zurückzahlen, wird er/sie in Erwägung ziehen, den Vertrauensvorschuss zu vergrößern. Wir sollten Vertrauen also nicht zu Therapiebeginn voraussetzen. In einem Aufsatz zur Arbeit mit traumatisierten Geflüchteten (Wittmann, 2019) habe ich die Frage formuliert, ob wohl mehr Therapien an vorschnellem oder an nicht zustande gekommenen Vertrauen scheitern.

Ein früherer Chef bat mich, einem neu zugewiesenen Patienten eine manualisierte traumafokussierte Kurzzeittherapie vorzuschlagen. Nach Lektüre des Zuweisungsschreibens mit einer geradezu absurd langen Liste schwerer Komorbiditäten stand mir ein großes Fragezeichen vor Augen, wenn ich an meinen Auftrag dachte. Der Patient nutzte die erste Stunde intensiv, um zahlreiche schwerste Traumata aus seinem Leben zu berichten. Da er so motiviert zur Arbeit an seinen traumatischen Erfahrungen zu sein schien, hielt ich meine Skepsis schon beinahe für deplatziert. Den zweiten Termin nutzte er jedoch dazu, mir mitzuteilen, dass es ihm nicht gut getan habe, letzte Woche über diese Dinge zu sprechen, er sei sehr destabilisiert, und schlage mir vor, die Therapie »im Guten« zu beenden. Ich betonte, wie bedeutsam es mir erscheine, dass er mir all diese schlimmen Geschichten erzählt habe, vielleicht in der Annahme, dass ich dies von ihm erwarte, und darüber gar nicht auf sich selber und das, was gut für ihn sei, habe achten dürfen. Meinen Versuch, ihn für dieses Thema zu interessieren, anstelle sein Angebot einer einvernehmlichen Therapiebeendigung anzunehmen, verzögerte das nun gar nicht mehr gute Therapieende nur um wenige Minuten.

Seither habe ich immer wieder interveniert, wenn ich den Eindruck hatte, dass verfrühte Selbstöffnungen, die nicht von gemeinsamer Erfahrung und darin erarbeitetem Vertrauen getragen werden, zu Überforderung und nicht tolerierbarer Enttäuschung führen könnten. In der Folge gilt es natürlich, zu beobachten, ob der Patient/die Patientin dies als Hinweis auf ein grundsätzliches Vermeidungsbedürfnis seitens des Therapeuten/der Therapeutin verstanden haben könnte.

5.2.12 Gegenübertragung

Als ich an einem klinischen Workshop der *European Society for Traumatic Stress Studies (ESTSS)* einen Input zum Thema Gegenübertragung gab, ließ mir eine meiner verhaltenstherapeutisch orientierten Kolleginnen die liebenswürdige Anerkennung zuteil werden, dass Gegenübertragung der einzige relevante Beitrag der Psychoanalyse zur Traumatherapie sei. Ohne die Ausschließlichkeit dieses Urteils hier zu kommentieren, stimme ich mit ihr darin überein, dass die Arbeit mit der Gegenübertragung hinsichtlich ihrer Bedeutung für den therapeutischen Prozess und die Gesundheit der TherapeutInnen in der Tat kaum überschätzt werden kann.

Wilson und Lindy (1994) konstruieren den vom Trauma geprägten Übertragungs-Gegenübertragungsprozess wie folgt: Zunächst definieren sie traumaspezifische Übertragungen als solche, »[…] in denen sich der Patient unbewusst auf den Therapeuten bezieht in einer Art, welche ungelöste, unassimilierte, und Ich-fremde Aspekte des traumatischen Ereignisses betrifft. Diese Reaktionen beinhalten affektive Zustände, Verhaltenstendenzen, und symbolische Rollenbeziehungen« (S. 9, eigene Übersetzung). Trauma-spezifische Gegenübertragung impliziert dann, dass der »[…] Patient den Therapeuten durch den Übertragungsprozess in eine oder mehrere trauma-spezifische Rollen bringt« (S. 9, eigene Übersetzung), wobei die Intensität der traumatischen Übertragung im

Vergleich zu anderen Übertragungskonstellationen einen besonderen Druck zur Entwicklung von Gegenübertragungsreaktionen mit sich bringt. Gegenübertragungsreaktionen können dabei kognitive, emotionale und verhaltensbezogene Komponenten einschließen.

Für die Einordnung von Gegenübertragungsreaktionen haben sich in meiner Erfahrung drei Konzepte besonders bewährt. Dabei ist natürlich zunächst Rackers (1988) Unterscheidung von konkordanter und komplementärer Gegenübertragung zu nennen. Im konkordanten Fall identifiziert sich der Therapeut/die Therapeutin mit dem Ich des Patienten/der Patientin und erlebt entsprechend Aspekte des Traumaopfers. Im komplementären Fall bezieht sich die Identifizierung auf das Über-Ich, d. h., Niederschläge des Objekts in der Persönlichkeitsentwicklung. So kann der Therapeut/die Therapeutin Täteraspekte in der Gegenübertragung erleben. Als weiteres bedeutsames Konstrukt scheint mir trotz Etchegoyens (1999) berechtigter metapsychologischer Kritik Grinbergs (1962) Konzept der projektiven Gegen-Identifikation hilfreich zu sein. Dieses beschreibt eindrücklich die Erfahrung des Analytikers/der Analytikerin, »[...] nicht länger sein eigenes Selbst zu sein und unwiderstehlich in das Objekt transformiert zu werden, welches er entsprechend des unbewussten Wunsches des Patienten sein soll (Es, Ich, oder ein inneres Objekt)« (S. 437, eigene Übersetzung). Dieser Prozess wird als unabhängig von den eigenen Konflikten oder Ängsten des Analytikers/der Analytikerin konzeptualisiert und bietet sich an, um die Erfahrung von als vollständig ich-fremd erlebten Gedanken, Gefühlen oder Handlungsimpulsen von TraumatherapeutInnen zu beschreiben. Ohne also das dem Therapeuten/der Therapeutin eigene Aggressionspotenzial verleugnen zu müssen, könnte mit diesem Konzept beispielsweise die Erfahrung eines unverständlichen und scheinbar nicht mit der aktuellen Interaktion korrespondierenden, extremen sadistischen Impulses gegenüber einem Patienten/einer Patientin begriffen werden. Wilson und Lindy (1994) schließlich schlagen ein zweidimensionales Koordinatensystem zur Einordnung von Gegenübertragungsreaktionen vor. Die eine Dimension unterscheidet normative von persönlichen Reaktionen. Erstere sind tendenziell von allen TherapeutInnen zu erwarten. So dürften Schilderungen von Folterereignissen bei den meisten TherapeutInnen Betroffenheit, Entsetzen, Wut auf die TäterInnen etc. auslösen. Um persönliche Reaktionen verstehen zu können, muss dagegen die Persönlichkeit oder Lebenssituation des Therapeuten/der Therapeutin berücksichtigt werden. Ein Kollege bat mich einmal, einen Patienten zu sehen, dessen Kleinkind vor seinen Augen einen schweren Unfall erlitten hatte. Da er selbst ein Kind im gleichen Alter hatte, löste diese Konstellation bei ihm so starkes Unbehagen aus, dass es ihm nicht möglich war, den Patienten zu begleiten. Die zweite Dimension bezieht sich auf die Reaktionstendenzen der Vermeidung (Typ-I-Gegenübertragungsreaktion genannt) und Über-Identifikation (Typ-II-Gegenübertragungsreaktion). Vermeidung meint hierbei, dass der Therapeut/die Therapeutin sich davor schützt, die traumatische Erfahrung zu intensiv mitzuerleben. Solange dies seiner Funktionsfähigkeit dient, stellt es natürlich einen wichtigen Aspekt der therapeutischen Emotionsregulation dar. Wenn diese Abwehr jedoch in Mitgefühlsverweigerung mündet, so dass sich der Patient/die Patientin in begründeter Weise kalt behandelt, im Stich gelassen oder zurückgewiesen fühlt, verdient diese Reaktion dringende Aufmerksamkeit. Auf der anderen Seite steht das Potenzial des Traumas zur Lockerung unserer professionellen Distanz. Wenn wir uns nicht nur affektiv berühren lassen, sondern in der Gegenübertragung von traumatischen Erfahrungen überflutet werden, kann unsere Funktionsfähigkeit bis in die Entwicklung von Symptomen hinein beeinträchtigt sein.

Zur Erkennung traumatischer Gegenübertragungsreaktionen bieten Wilson und Lindy (1994, S. 70/71, eigene Übersetzung) die folgenden Hinweise an:

- »unangenehme und exzessive Affekte die das Innerste des Therapeuten betreffen«,
- »Abwehrbewegungen gegen Affekte, die den Therapeuten distanzieren (Typ-I-Gegenübertragungsreaktionen) oder überinvolvieren (Typ-II-Gegenübertragungsreaktionen)«,
- »empathische Belastung charakterisiert durch Rückzug, Regression, Ungleichgewicht, oder Überidentifikationstendenzen«,
- «Durchbrechen der Abwehr bei (a) Symptombildung oder Ich-fremden Gedanken oder Gefühlen seitens des Therapeuten, (b) Beeinträchtigung zumindest einer Komponente der normalen, empathischen, neutralen Funktion des Therapeuten, und (c) Verlust von Aspekten der professionellen Grenzen oder des therapeutischen Rahmens«.

Als gemeinsamen Nenner dieser Erfahrungen schlage ich das Erleben von Druck in der Gegenübertragung vor, wobei dieser Druck natürlich auch eine sekundäre Reaktion auf Gegenübertragungsinhalte sein kann:

> »Gegenübertragung zur ersten Phase der Folter mag zusätzlich zu ebenfalls erzeugtem Ekel oder Horror zu Hinweisen auf verbotene Gefühle führen – so wie Erregung, Voyeurismus, erotische, sadistische oder masochistische Impulse, Identifikationen mit dem Aggressor – welche den Therapeuten erschrecken können, indem sie ihn in die Täterrolle bringen« (Wilson & Lindy, 1994, S. 14, eigene Übersetzung).

Das Erkennen der Gegenübertragungsreaktionen ist auch deshalb so relevant, da der Versuch, sich von ihnen zu befreien, ansonsten leicht im Sinne eines Teufelskreises in einer Verstärkung der Typ-I-Reaktionstendenz mündet.

Eine Auflistung typischer traumarelevanter Gegenübertragungserfahrungen findet sich bei Wöller (2006, S. 361):

- »Mitgefühl, intensive Wut auf Täter
- Rettungsimpulse
- Gefühl von Ohnmacht und Hilflosigkeit
- Gefühle des Ungenügens oder der Inkompetenz
- sexuelle Wünsche und Handlungsimpulse
- Gefühl der Abneigung und des Abgestoßenseins
- keinen Glauben schenken und Schuld zuweisen
- Gefühl, manipuliert, kontrolliert, ausgebeutet, abgewertet zu werden
- Impuls, die Patientin meiden zu wollen
- Schuldgefühle
- Schamgefühle«

Wie viele andere AutorInnen angemerkt haben (u. a. Wurmser, 2000), ist es oft erst dann möglich, eine Übertragungs-Gegenübertragungs-Inszenierung festzustellen, wenn sich diese bereits auf der therapeutischen Bühne entfaltet. Damit diese Entwicklungen nicht in einem schädlichen Ausagieren eskalieren, müssen wir sie rechtzeitig erkennen. Das alte Konzept der therapeutischen Ich-Spaltung von Sterba (1934) mit seinem Oszillieren zwischen einem spontan teilnehmenden und einem beobachtenden Anteil, welcher immer wieder fragt, was die beiden AkteurInnen miteinander inszenieren, ist hier von unveränderter Aktualität.

Unser Gegenübertragungserleben kann uns diagnostische und prognostische Informationen liefern.

> Ich erinnere mich an einen Fall, in welchem ich seit mehreren Monaten mit einer Patientin arbeitete, die keinerlei sexualisierende Tendenzen in die gemeinsame Arbeit einbrachte. Dann erlebte ich zu Beginn einer Stunde – weiterhin in Abwesenheit jeglichen sexualisierenden Verhaltens der Patientin – stark sexuell aufgeladene Phantasien, welche meine Konzentrationsfähigkeit belasteten und Schuldgefühle in mir auslösten. Schließlich gelang es mir, mich wieder auf die aktuelle Erzählung der Patientin einzulassen. Nach etwa 20 Minuten unterbrach die Patientin diese mit einer Schweigepause, um anzukündigen, dass es etwas gäbe, was sie noch nie jemandem erzählt habe. Unter großen Schwierigkeiten berichtete sie sodann davon, wie sie vor langer Zeit Opfer einer furchtbaren Vergewaltigung geworden war. Erst im Nachhinein konnte ich mein Erleben so als mögliche Gegenübertragungsreaktion verstehen.

Viele TraumatherapeutInnen berichten vergleichbare Erfahrungen, selbst in Fällen, in denen der Missbrauch seitens der PatientInnen einer Amnesie unterliegt. In diesem Sinne lässt sich die Gegenübertragung als diagnostisches Instrument betrachten, wobei natürlich grundsätzlich – und besonders im letztgenannten Falle von PatientInnen, welche sich keines Missbrauchs bewusst sind – größte Zurückhaltung hinsichtlich der Offenlegung des Gegenübertragungserlebens (sogenannte Gegenübertragungsdeutungen) geboten ist. Wenn wir mit PatientInnen arbeiten, welche wir sehr attraktiv finden, kann die Unterscheidung von Gegenübertragungsreaktionen und eigenen Übertragungen in offensichtlicher Weise erschwert sein. Das Erleben von imperativen Handlungsimpulsen – seien sie sexueller, aggressiver oder anderer traumatypischer Natur – kann auf ein erhöhtes Retraumatisierungsrisiko hindeuten. In einem Fall, in welchem ich solche Impulse erlebte, wurde im Verlauf der Behandlung deutlich, in welch pervertierter Weise die Erfahrungen, beachtet und geliebt zu werden, mit Misshandlungserfahrungen assoziiert waren. Hier dürfte auch ein Einblick in Mechanismen möglich sein, anhand derer TäterInnen ihre Opfer auswählen, was für das Verständnis von Retraumatisierungen insb. nach Missbrauchs- und Misshandlungserfahrungen in der Kindheit von Bedeutung ist (Wöller, 2005). Vergleichbare Einsichten aus dem Übertragungs-Gegenübertragungsgeschehen können uns helfen, notwendige therapeutische Strategien zu entwickeln, etwa in Bezug auf das Setzen von Grenzen, wofür sich die explizite Arbeit mit Settinggrenzen als gemeinsames Spielfeld anbietet, oder die Bewusstmachung der im genannten Fall vermuteten Vermischung von geliebt und misshandelt werden.

Aufgrund eigener Erfahrungen ist in mir die Überzeugung gewachsen, dass wir mit spezifischen Mustern auf Übertragungen reagieren. Unabhängig davon, ob diese Muster normativ oder subjektiv im Sinne von Wilson und Lindy (1994) sind, rate ich TherapeutInnen generell zu beobachten, ob sie solche Muster bei sich entdecken.

> In einer Therapiephase mit einem vor politischer Verfolgung geflüchteten Menschen erlebte ich massive Langeweile- und Müdigkeitsattacken. Ich begann, vor der Stunde meinen Koffeinpegel zu regulieren und zu prüfen, ob ich am dem Therapietag vorausgehenden Abend besondere Ausgehgewohnheiten entwickelt hatte. In diese Phase fiel die Frage meines Supervisors, wo eigentlich die Aggressionen des Patienten blieben. Mit der Realisierung der eklatanten und von mir mitgemachten Aggressionsvermeidung des Patienten, welche wenig später auch die Fokussierung dieses Themas ermöglichte, verschwand die quälende Müdigkeit.

Dieses Muster, welches ich seither immer wieder an mir beobachten konnte – als ob vom sterilen aggressionsfreien Vakuum ein einschläfernder Effekt ausgehe – wurde mir von anderen (Trauma-)TherapeutInnen bestätigt. So kann uns die Gegenübertragung helfen, den aktuellen Fokus neu auszurichten. Dabei geht es natürlich nicht nur darum, den therapeutischen Raum für Aggressionserleben zu öffnen, sondern auch darum, zu verstehen, warum dieses vermieden werden muss. Beispielsweise können aggressive Gefühle traumatische Erinnerungen triggern, oder subjektiv als Beweis erlebt werden, selbst so zu werden, wie die TäterInnen. Auch die Übertragungsebene – z. B. Schutz der therapeutischen Beziehung vor Aggressionen – muss natürlich mitgedacht werden.

Sollten wir PatientInnen unsere Gegenübertragung in Form sogenannter Gegenübertragungsdeutungen offenlegen? Auch hier lehne ich ein striktes Ja oder Nein ab. Sicherlich sollten wir hier sehr sorgfältig abwägen. Ein Fall, in welchem eine Gegenübertragungsoffenlegung eine wichtige Alternative zur abstinenten Arbeit an der Übertragung des Patienten/der Patientin ist, liegt beispielsweise vor, wenn PatientInnen unsere Gegenübertragung angemessen wahrgenommen haben (Kernberg, 2013). Dann kann es die Wahrnehmungsfunktion unserer PatientInnen schädigen, wenn wir sie über die Korrektheit ihrer Beobachtung im Unklaren lassen oder diese gar leugnen. Ein typisches Beispiel für einen Mittelweg lässt sich an der Erzählung eines Patienten/einer Patientin veranschaulichen, die entgegen ihrem belastenden Inhalt neutral oder gar fröhlich vorgetragen wird, im Therapeuten/in der Therapeutin aber Traurigkeit auslöst. Diese Traurigkeit können wir mit einem einfachen *Feedback* (»Das ist eine traurige Geschichte, die Sie mir da erzählen«) für die weitere Bearbeitung mit Bedeutung besetzen. Auch wenn hier kein expliziter verbaler Hinweis auf die Gegenübertragung des Therapeuten enthalten ist, dürfte vielen PatientInnen klar sein, dass der Therapeut/der Therapeutin die Traurigkeit, die er/sie wieder in die Interaktion einbringt, auch selbst gespürt hat. Spannend ist nun, ob bzw. wie der Patient/die Patientin den Ball aufnimmt.

Wilson und Lindy (1994) betonen die Rolle der Gegenübertragung als Quelle von Reflexion und Einsicht. Dies sei an einer weiteren Fallvignette veranschaulicht.

> Ein Traumatherapeut verspürte in der Behandlung eine ungewohnt intensive Sympathie und das starke Bedürfnis, seine gewohnten Settinggrenzen aufzuweichen (Mitteilung der privaten Telefonnummer, Duzen, etc.). Bei der ausführlichen Falldarstellung im Rahmen der Supervision wurde deutlich, dass es auf Seiten des Patienten eine massive Krankheitsverleugnung gab. Die Inszenierung der professionellen therapeutischen Beziehung als eher privaten, freundschaftlichen Kontakt wurde nun als Kompromiss zwischen dem Bedürfnis nach Hilfe und dem Widerstand gegen die eigene Hilfsbedürftigkeit interpretiert.

Eine interessante Beobachtung in solchen Fällen ist, dass die Übertragung der PatientInnen bzw. die Gegenübertragungsreaktion ihrer TherapeutInnen oft verschwindet, sobald der Therapeut/die Therapeutin das Gefühl hat, das Geschehen verstanden zu haben. Eine meiner Patientinnen weigerte sich über Wochen, das von mir klar und wiederholt signalisierte Stundenende zu respektieren, was mich sehr unter Druck setzte. Als ich den Vorgang in der Supervision zu verstanden haben glaubte und schon gespannt der Neuinszenierung dieses Vorgangs, für welche ich mich nun gut vorbereitet fühlte, entgegenblickte, stand die Patientin beim ersten Hinweis auf das Stundenende anstandslos auf und verabschiedete sich. Mein damaliger Supervisor lachte nur und stellte fest, dass die PatientInnen in der Supervision eben mithören. Sicherlich ein weiteres spannendes Thema für die empirische Forschung zu non- und paraverbalen Kommunikationsprozessen in der Psychotherapie.

Haley (1974) weist in einem eindrücklichen Aufsatz zur Arbeit mit Vietnamveteranen, welche Kriegsverbrechen begangen haben, auf die Bedeutung der Arbeit an der Gegenübertragung der TherapeutInnen für die therapeutische Beziehung hin. Sie betont bspw. die Notwendigkeit, neben konkreten sadistischen Gefühle gegenüber dem Patienten das eigene Potenzial zu sadistischen Gefühlen zu konfrontieren – das Potenzial, unter vergleichbaren extremen Bedingungen ebenfalls zu töten.

> »Ohne diese Anstrengung des Therapeuten findet die Behandlung zwischen einem ›guten‹ Therapeuten und dem ›schlechten‹ Patienten, der die Kontrolle verloren hat, statt, und der Patient beendet die Behandlung oder setzt sie fort, nur weil er die Kritik findet, die er bewusst oder unbewusst zu verdienen glaubt« (S. 194).

Der sich hier andeutende Mehrschritt in Bezug auf den Umgang mit Gegenübertragungsreaktionen – Beobachten, *Containing* und Reflexion, Möglichkeit der Umwandlung in Interventionen prüfen – sollte das Problem des Gegenübertragungsmanagements[27] nicht verharmlosen.

27 Das Ergebnis einer Meta-Analyse von Hayes, Gelso und Hummel (2011), welches einen ausgeprägten Zusammenhang zwischen Gegenübertragungsmanagement und Therapieergebnis nahezulegen scheint, ist leider aufgrund der Qualität der berücksichtigten Studien völlig unbrauchbar.

Ich erinnere mich an einen Patienten, während dessen komplett dissoziativen Flashbacks ich von panikartiger Angst überflutet wurde. Hier lag mein ganzer Fokus darauf, selber funktional zu bleiben, sowie zusammen mit dem Patienten die Kontrolle über seine Flashbacks zu erlangen. Bis uns dies gelang, fand ich keine sinngebendere Haltung als diejenige, dass ich schlecht vom Patienten erwarten konnte, sich in der Therapie dem Risiko jegliche Kontrolle hinwegfegender Erinnerungen zu stellen, ohne selber bereit zu sein, diese Erfahrung mit ihm zu teilen.

Vielleicht repräsentiert ein solches Erleben die maximal mögliche Annäherung an die traumatische Erfahrung des Patienten/der Patientin.

Passend zum Thema der Grenzen der Gegenübertragungsarbeit ist vielleicht das Erleben von Inkompetenz in der Gegenübertragung. Wie im vorausgehenden Kapitel dargestellt, stoßen alle therapeutischen Zugänge in Anbetracht der strukturzersetzenden Wirkung traumatischer Ereignisse an ihre Wirksamkeitsgrenzen. Insofern darf natürlich eine nüchterne Prüfung solcher Grenzen nicht vorschnell durch Gegenübertragungsüberlegungen ersetzt werden[28]. Es dürfte aber unstrittig sein, dass Hilflosigkeit und fehlende Kontrolle im Kern der traumatischen Erfahrung stehen. Aus psychodynamischer Perspektive mag in vielen Fällen das gemeinsame Akzeptieren und Durcharbeiten von Hilflosigkeit einer kontraphobischen Vermeidung solcher Erfahrungen (beispielsweise durch Mechanisierung des therapeutischen Vorgehens mit einhergehender Kontrollillusion) vorzuziehen sein. Die positive Besetzung des Konzepts des Nichtwissens kann uns dabei helfen, nicht mit Schuldgefühlen bei gesteigerter Ausagierungstendenz auf solche Zustände zu reagieren.

Abschließend sei auf eine weitere spezifische Gegenübertragungsreaktion hingewiesen: die Frage, ob PatientInnen uns die Wahrheit berichten. Bizarre Verbrechen, Folter in mitteleuropäischen Gefängnissen, Verfolgung durch schwarze Autos oder einen Geheimdienst und andere

28 In der Tat korrelieren in der Studie von Satir, Thompson-Brenner, Boisseau und Crisafulli (2009) erhobene Gefühle von Versagen oder Inkompetenz auf Therapeutenseite negativ mit der therapiebedingten Verbesserung.

Berichte lassen manche TherapeutInnen oder GutachterInnen eher an Simulation oder psychotische Symptome denn an authentische Traumageschichten denken. Manchmal fand ich eine entsprechende Diagnose – unter Umständen während eines einzigen Kontaktes mit dem Patienten/der Patientin gestellt – in Zuweisungsunterlagen einer begutachtenden Vorinstanz. Ich habe in meiner Arbeit in der Traumasprechstunde am UniversitätsSpital Zürich gelernt, sehr vorsichtig mit dem Urteil zu sein, dass etwas sich nicht ereignet haben kann. Als unglaubwürdig oder verrückt erklärt zu werden, stellt eine immense Fortschreibung der sequentiellen Traumatisierung dar, in vielen Fällen auch eine weitere Schwächung von Ich-Funktionen. Anerkennung der berichteten Erfahrung und Vertrauen in die Bedeutung des Erzählten scheint mir eine unersetzliche Haltung zu sein. In den Fällen, in denen willkürliche kleinere oder größere Verzerrungen offensichtlich werden, scheint mir – wie bereits von Simmel (1919) formuliert – die Erarbeitung eines Verständnisses der Funktion solcher Schilderungen zentral. Dies besitzt ein immenses Lernpotenzial in Bezug auf die Übertragungssituation. Erneut ist zu betonen, dass in der Psychotherapie Verstehen wichtiger als Urteilen ist.

5.3 Sonderstatus Traumatherapie?

Ein Ansatz, der zur Anwendung herkömmlicher psychoanalytischer Theorien und Techniken in der Traumatherapie ermutigt, wird natürlich nicht nur von VertreterInnen des kognitiv-behavioralen *Mainstreams* in Frage gestellt. Wöller (2016, S. 66) spricht von »[…] offensichtlichen Lücken der genuin psychodynamischen Behandlungstechnik […]«. Er postuliert, dass »[…] weder das in der psychodynamischen Behandlungstechnik zugrunde gelegte Konflikt- noch das Strukturmodell geeignete Interventionen bereitstellen«, wenn »[…] bei Traumafolgestörungen Erinnerungsfragmente, Affektzustände oder Körperempfindungen vom Alltagsbewusstsein des Patienten abgespalten und/oder mit hoher Stressbelastung und negativen Überzeugungen von der eigenen Person einhergehen«. Er sieht deshalb die Notwendigkeit, traumaspezifische Interventionen wie EMDR in ein psychodynamisches Vorgehen zu integrieren und entwickelt ein als Ergänzung zum Konflikt- und Strukturmodell gedachtes drittes Modell, um ein solches eklektisches Vorgehen in die psychodynamische Behandlungstheorie einordnen zu können. Da solche Techniken die Assoziation dissoziierter psychischer Inhalte unterstützen sollen, bezeichnet er dieses als Assoziationsmodell. Hierbei folgt er dem Theoriestand zu den EMDR-Wirkmechanismen (▶ Kap. 1), demnach diese Assoziation unterstützt wird, wenn die Aufmerksamkeit bifokal zugleich auf traumatische Gedächtnisspuren als auch auf die aktuelle Sinnes- und Kontextinformation gelenkt wird.

Benecke (2018, S. 44) stellt jedoch fest, dass sich die von Wöller beschriebenen PTBS-Phänomene sehr wohl unter die strukturellen Ich-Funktionen des Differenzierens, Integrierens und Regulierens einordnen lassen. Auch betreffend des therapeutischen Ansatzes bezweifelt er eine zwingende Sonderstellung der Traumafolgestörungen:

> »Die Beschreibung des Prinzips der ›bifokalen Aufmerksamkeit‹, also die wiederholte und gleichzeitige Aufmerksamkeit, die ›sowohl auf die hochbelastenden oder bedrohlichen Inhalte und auf aktuelle Sinneswahrnehmungen oder Vorstellungen gerichtet wird, die mit dem Erleben von Sicherheit, Kontrolle und therapeutischer Hilfe im Hier-und-Jetzt als Ausdruck einer hinreichend positiven Beziehungserfahrung verbunden sind‹ – dies ist meines Erachtens eine prägnante Beschreibung dessen, was generell in erfolgreichen Behandlungen geschieht. Wenn man sich den Trauma- bzw. EMDR-Kontext hier wegdenkt, dann passt das sogar ebenso für die Veränderungsmechanismen einer therapeutischen Arbeit mit/in der Übertragung: Auch dort geht es um das wiederholte Erleben hochbelastender und/oder bedrohlicher Inhalte (Wünsche, Affekte, Phantasien, Erinnerungen) im Kontext des Hier und Jetzt einer Sicherheit vermittelnden Beziehung. Insofern wären die traumatherapeutischen Techniken, wie ressourcenaktivierende Imaginationen und sogar EMDR, eher spezifische technische Mittel, deren Einsatz sich prinzipiell in bestehende (bzw. leicht modifizierte) psychodynamische Modelle einbetten lassen. Voraussetzung dafür ist lediglich, dass wir die Definition psychodynamischer Methoden weniger an Settings und spezifischen Techniken festmachen als vielmehr an aus der psychodynamischen Theorie abgeleitete Veränderungsstrategien, um auf dieser Basis dann entscheiden zu können, bei welchem Patienten mit welcher Störung welche spezifische Technik am wahrscheinlichsten dieser Strategie zuträglich ist«.

Benecke bezweifelt die oft vorgetragene Annahme, dass der Wirkmechanismus traumatherapeutischen Arbeitens in der Integration traumatischer Erinnerungsspuren zu finden ist. Stattdessen rückt er das Konzept der mentalisierten Affektivität (Jurist, 2005) ins Zentrum, gemäß dessen die »*Psychisierung* der traumabezogenen Affektzustände heilsam« (Benecke, 2018, S. 45, Hervorhebung im Original) ist:

> »Das behutsame und kontrollierte In-Kontakt-Gehen mit den ›pathogenen Erinnerungen‹ im Rahmen der Traumatherapie-Techniken geht mit einem behutsamen und kontrollierten In-Kontakt-Gehen mit den damit verknüpften Affekten einher, die dann langsam psychisch integriert werden können. Dieses Prinzip ist aber nicht ausschließlich an den Einsatz der spezifischen Traumatherapie-Techniken geknüpft (auch wenn diese durch ihre klare Strukturierung eine große Hilfe für Patienten und Therapeuten darstellen), sondern kann ebenso innerhalb von unterschiedlichen Behandlungsformaten realisiert werden« (ebd.).

Die von Benecke angeführte mentalisierende Integration von Affekten kann gut als ein zentraler Wirkmechanismus verstanden werden, welcher dem Prozess des Durcharbeitens zugrunde liegt und der hilft, die Bedeutung der emotionalen Beteiligung beim Durcharbeiten der traumatischen Erfahrung zu verstehen (► Kap. 5.2.7). Wie ausgeführt sehe ich die Wirkung der therapeutischen Interaktion stärker noch auf Seiten der Widerstandsanalyse (► Kap. 5.2.2). Dieser kommt, sozusagen einen Schritt vorher, eine zentrale Rolle zum Verständnis des Vermeidungsbedarfs (► Kap. 5.2.5) zu, der interpersonell konzipiert wird und entsprechend in der Übertragungsarbeit (► Kap. 5.2.6) aufgelöst werden soll. Auch hierin lässt sich unschwer eine Übereinstimmung mit Benecke (S. 70) erkennen, der u. a. aus einer berührenden Darstellung der Behandlung einer schwerst sexuell traumatisierten Patientin mit ausgeprägter dissoziativer Persönlichkeitsfragmentierung schließt, dass

> »[…] die schwerwiegende Symptomatik als auch die heftigen negativen Affekte mir gegenüber in den Stunden eine klare Funktionalität haben: Symptomatik und Aggression dienen der Regulation des »noch Schlimmeren«, dem In-Schach-Halten der unerträglichen Kern-Affekte. […] Das Anerkennen und Benennen dieser Schutzfunktionen verweist auf ›das Dahinter‹, auf das Abgewehrte, ohne dass dies unbedingt sprachlich benannt werden muss. Ein In-Kontakt-Kommen mit den abgewehrten Wünschen, Sehnsüchten bringt zwar Lebendigkeit mit sich, tut aber eben auch extrem weh und ist bedrohlich, sodass auch das wieder ›niedergemacht‹ werden muss. Die therapeutische Bewe-

gung ist ein Auf und Ab, jeder Zuwachs an Lebendigkeit oder Gefühl führt häufig erst einmal zu Abbruchtendenzen, die wiederum vor Schmerz schützen sollen. Nur langsam, mit vielen solcher Schleifen, entwickeln sich ein Zutrauen und eine zunehmende Fähigkeit und Bereitschaft, sich dem ›Dahinter‹ zu stellen, es psychisch zu halten und zu integrieren. Entsprechend lange dauern diese Prozesse bei Patienten und Patientinnen mit ausgeprägten strukturellen Störungen.«

Eine Betonung der Widerstandsanalyse als wesentlicher Wirkfaktor aus Perspektive einer Zwei-Personen-Psychologie steht in offensichtlichem Kontrast zur Annahme Wöllers (2016, S. 69), der die »[…] zwar bewussten, aber nichtrepräsentierten hoch stressbelasteten Erinnerungsfragmente der posttraumatischen Belastungsstörung […]« als einer »[…] abwehranalytischen Arbeit nicht […] zugänglich« betrachtet. Obwohl ich Wöller zustimme, dass auch die psychodynamischen Ansätze vor einer Anerkennung der Grenzen ihrer Wirksamkeit nicht geschützt werden können (▶ Kap. 4.2), stehe ich einem generell eklektischen Arbeiten (im Sinne einer Konstanten) – im Gegensatz zum am Einzelfall begründeten Eklektizismus (im Sinne eines Parameters) – weniger optimistisch gegenüber[29]. Wöller ist jedoch uneingeschränkt zuzustimmen, wenn er betont, dass die behandlungspraktische Nützlichkeit und Brauchbarkeit eines Modells eine Frage darstellt, welche sich nur auf der Basis weiterer empirischer Forschung wird entscheiden lassen.

---

29 Hierbei sei an beispielhafte Studien zur Wirksamkeit spezifischer Komponenten der *Cognitive Processing Therapy* (Resick & Schnicke, 1993) und der *Prolonged Exposure Therapy* (Foa et al., 2007) erinnert. Erstere legt den Fokus stark auf die kognitive Restrukturierung, letztere auf die Exposition. In der Studie von Resick et al. (2008) zeigte sich die kognitive Arbeit gegenüber den stärker traumakonfrontierenden Schreibaufgaben als überlegen, eine Ergänzung um Schreibaufgaben ergab keine Besserung der Wirkung der kognitiven Arbeit. Das betreffend der Komponentenkombination gleiche Ergebnis ergab die Studie von Foa et al. (2005), nur dass es diesmal die Wirkung der von PE favorisierten Expositionskomponente war, die durch eine Ergänzung um kognitive Restrukturierungsarbeit nicht verstärkt werden konnte.

Zusammenfassung

Entgegen der vielfach vertretenen Auffassung, dass es für die Arbeit mit traumatisierten Menschen einer ganz besonderen technischen Ausstattung bedarf, wurde in diesem Kapitel die Anwendung klassischer psychoanalytischer Interventionen in der Traumatherapie illustriert. Die zentrale Rolle, welcher der Zwei-Personen-Psychologie als theoretischem Stützpfeiler und davon abgeleiteten Interventionen wie der Übertragungsanalyse zukommt, steht in Einklang mit in Kapitel 2 entwickelten psychodynamischen Grundannahmen zum Trauma. Damit sind zunächst die Beschädigung von Persönlichkeitsstrukturen wie Objektbeziehungsrepräsentanzen und hiermit einhergehende Einschränkungen der Symbolisierungsfähigkeit in Bezug auf die traumatische Erfahrung gemeint. Aber auch in der Perspektive auf Trauma als nicht abschließbarem sozialen Prozess und der interpersonellen Konzeptualisierung des Vermeidungsbedarfs (Widerstandsanalyse) bildet sich diese Rolle ab. Wie bereits einleitend festgestellt, ist eine systematische Evaluierung des hier vorgestellten Ansatzes jenseits der persönlichen Erfahrung des Autors notwendig, da von illustrierenden Ausführungen nicht auf therapeutische Wirksamkeit geschlossen werden kann.

Literatur zur vertiefenden Lektüre

Horowitz, M. J. (2003). *Treatment of stress response syndromes*. Washington, DC: American Psychiatric Publishing.

Sachsse, U. (Hrsg.). (2009). *Traumazentrierte Psychotherapie: Theorie, Klinik und Praxis*. Stuttgart: Schattauer.

Wilson, J. P., & Lindy, J. (Eds.). (1994). *Countertransference in the treatment of PTSD*. New York: Guilford Press.

Wittmann, L. (2019). Psychodynamische Aspekte der Psychotherapie bei traumatisierten Geflüchteten. In T. Maier, N. Morina, M. Schick & U. Schnyder (Hrsg.), *Trauma – Flucht – Asyl. Ein praktisches Handbuch* (pp. 355–368). Göttingen: Hogrefe.

Wittmann, L. & Horowitz, M. J. (2019). Psychodynamische Ansätze in der Behandlung von Menschen mit Traumafolgestörungen (5. Auflage). In A. Maercker (Hrsg.), *Traumafolgestörungen* (S. 229–247). Heidelberg: Springer.

Wöller, W., Leichsenring, F., Leweke, F., & Kruse, J. (2012). Psychodynamic psychotherapy for posttraumatic stress disorder related to childhood abuse – principles for a treatment manual. *Bulletin of the Menninger Clinic, 76*(1), 69–93.

Fragen zum weiteren Nachdenken

- Welche Argumente sprechen dafür, dem Rhythmus des Patienten/der Patientin in der Therapie zu folgen, und welche für eine direktivere Therapieplanung?
- Welche Konsequenzen ergeben sich aus der vorgeschlagenen flexiblen Handhabung klassischer psychoanalytischer Techniken für die Ausbildung von PsychotraumatherapeutInnen?

6 Traumaspezifische Symptome – die Rolle der Dissoziation

Einführung

Das zurückliegende Kapitel hat einen Therapieansatz vorgestellt, welcher sich explizit nicht dem aktuell vorherrschenden störungsspezifischen Behandlungsparadigma verpflichtet sieht. Dies steht in Einklang mit aktuellen Forschungsbefunden, welche einerseits aufgreifen, dass Trauma ein Risikofaktor für praktisch alle psychopathologischen Störungsbilder ist, und andererseits das gewohnte Denken in distinkten Störungskategorien in Frage stellen (Caspi et al., 2014). Die starke Überschneidung zwischen Symptomen der posttraumatischen Belastungsstörung und anderen Diagnosen wurde bereits unter dem Schlagwort der Komorbidität diskutiert (▶ Kap. 3). Hier sei nur an die zahlreichen Überschneidungen von Symptomen der Vermeidung, negativen affektiven Entwicklungen, Schuldgefühlen, Interessensverlust oder Schlaf- und Konzentrationsproblemen mit Störungsbildern aus dem affektiven oder Angstspektrum erinnert. Dies wirft die Frage auf, anhand welcher Symptome sich die posttraumatische Belastungsstörung von anderen ICD- oder DSM-Kategorien unterscheiden lässt. Hierzu legten Bryant, O'Donnell, Creamer, McFarlane und Silove (2011) spannende Daten vor. Sie untersuchten eine große Stichprobe verletzter UnfallpatientInnen, welche ein Jahr nach dem Unfall erstmals die Diagnose einer Störung aus den Bereichen PTBS, Depression, Angst, Zwang oder Substanzabhängigkeit entwickelten. In Bezug auf sämtliche DSM-IV PTBS-Symptome wurde dann geprüft, ob diese bei PatientInnen mit vs. ohne ein spezifisches Störungsbild vermehrt zu beobachten waren. Der interessante Befund dieser Untersuchung ist, dass lediglich Flashbacks und dissoziative Amnesien ausschließlich bei PTBS – nicht aber bei anderen Störungsbildern – signifikant gehäuft auftraten. Auch wenn das Konzept der Störungsbildspezifität dieser Studie offensichtlich dahingehend einzuschränken ist, dass keine dissoziativen Störungsbilder berücksichtigt wurden, weisen diese Ergebnisse doch klar auf die Bedeutung dissoziativer Phänomene für die posttraumatische Belastungsstörung hin.

Lernziele

- Relativierung der Bedeutung der peritraumatischen Dissoziation als weiteres Beispiel der unmittelbaren subjektiven Reaktion auf ein traumatisches Ereignis.
- Nachvollziehen der Konzeption der strukturellen Dissoziation als Meta-Theorie der Traumafolgestörungen.
- Erkennen des Potenzials, welches dem dissoziativen Abwehrmodus in der Abgrenzung von traumaspezifischer und -unspezifischer Psychopathologie zukommt.

WissenschaftlerInnen und KlinikerInnen, die sich mit dem Phänomen der Dissoziation beschäftigten – vielleicht bei Ausnahme des Spezialfalls der peritraumatischen Dissoziation – schienen im Traumafeld lange ein zweifelhaftes Image zu genießen. »Dissoziative Störungsbilder selbst wurden von der psychiatrischen Nosologie abgespalten, als schräg und etwas weniger ›real‹ als psychiatrische Brot-und-Butter Diagnosen wie Schizophrenie, Depression, und Borderline-Persönlichkeitsstörung«, schreibt Spiegel (2018, S. 4, eigene Übersetzung) in einem aktuellen Editorial. Zwar bildet sich ein wachsendes Interesse an diesem Thema inzwischen in der Einführung des dissoziativen Subtyps der PTBS im DSM-5 ab. Dieser tritt in etwa 12-30 % der PTBS-Fälle auf und ist auf symptomatischer Ebene mit verstärktem Erleben von Flashbacks und entwicklungsgeschichtlich mit Kindheitstraumatisierungen assoziiert (Lanius, Brand, Vermetten, Frewen & Spiegel, 2012). Jedoch gibt es, wie schon von Van der Hart, Nijenhuis und Steele (2005) beklagten, nach wie vor eine wesentliche Differenz zwischen der eher peripheren Bedeutung, welche das Traumafeld dem Dissoziationskonzept zumisst und der eigenen Annahme dieser Autorengruppe eines grundlegenden, dissoziativen Mechanismus' in Traumafolgestörungen.

6.1 Peritraumatische Dissoziation

Mit dem genannten Spezialfall der peritraumatischen Dissoziation ist bereits angedeutet, dass hinsichtlich der Folgen traumatischer Erfahrungen zwischen peritraumatsicher (*state*) Dissoziation im unmittelbaren zeitlichen Kontext eines traumatischen Ereignisses und chronischer (*trait*) Dissoziation im Sinne einer persistierenden Traumafolgestörung unterschieden werden muss. Die peritraumatische Dissoziation wird dabei von vielen AutorInnen als wichtiger Risikofaktor für die Entwicklung einer posttraumatischen Belastungsstörung gehandelt. Dies geht auf eine vielzitierte Meta-Analyse zurück (Ozer et al., 2003), welche die Wirkung von sieben Risikofaktoren verglich. Dabei wies die peritraumatische Dissoziation den stärksten Vorhersagewert für spätere Symptome einer posttraumatischen Belastungsstörung auf. Nachdem unabhängige, große und methodisch sorgfältige Studien diesen Befund nicht replizieren konnten (Van der Velden et al., 2006; Wittmann, Moergeli & Schnyder, 2006), erstellten Van der Velden und Wittmann (2008) einen Review, in welchen nur methodisch stringente Arbeiten aufgenommen wurden. Insbesondere wurden nur Studien berücksichtigt, welche die Erfahrung der peritraumatischen Dissoziation zeitnah erfassten, über ein angemessenes prospektives Design verfügten und die anfängliche psychische Symptome als Kontrollvariable berücksichtigten. Letzteres ermöglicht die Einschätzung, ob die peritraumatische Dissoziation spätere Symptome auch über den Erklärungswert hinaus, den bereits die unmittelbaren und dann ggf. persistierenden Symptome besitzen, vorhersagen kann. Von 17 Studien fanden nur drei einen substantiellen Vorhersagewert der peritraumatischen Dissoziation, drei weitere einen minimalen, elf hingegen gar keinen. Hieraus lässt sich schlussfolgern, dass die wichtige Rolle, die der peritraumatischen Dissoziation von vielen Studien für die Vorhersage späterer posttraumatischer Belastungsstörungen zugedacht wird, insbesondere auf methodische Schwierigkeiten der jeweiligen Untersuchungen (retrospektive Untersuchungen, querschnittliche Designs, Nichtberücksichtigung bedeutsamer Kontrollvariablen) zurückzuführen ist. Einschränkend ist hierbei anzumerken, dass diese Ergebnisse keine Aussage über das Verhältnis peritraumatischer Dissoziation und unmittelbarer psychopathologischer Reaktionen erlauben.

6.2 Strukturelle Dissoziation

Dieser negative Forschungsbefund verliert dann das Überraschende, wenn die zugrundeliegenden Konzepte peritraumatischer Dissoziation präziser betrachtet werden. Van der Hart, Nijenhuis, Steele und Brown (2004) weisen darauf hin, dass zahlreiche Alltagserfahrungen – etwa Veränderungen im Zeiterleben, wie sie bei jedem Kinobesuch, der sein Eintrittsgeld wert ist, auftreten – das Konzept der peritraumatischen Dissoziation verwässern. Diese AutorInnen grenzen solche Phänomene als »Veränderungen im Bewusstseinslevel und -feld« (S. 906, eigene Übersetzung) aus ihrer Dissoziationsdefinition aus. Stattdessen legen sie ein Konzept der strukturellen Dissoziation vor. Damit beschreiben sie im Fall des Erwachsenentraumas einen Verlust an bestehenden Persönlichkeitsstrukturen und bei traumatischen Kindheitserlebnissen eine Beeinträchtigung einer kohärenten Persönlichkeitsentwicklung (Van der Hart et al., 2005). Persönlichkeit verstehen sie als »dynamisches, biopsychosoziales System als Ganzes, welches seine oder ihre charakteristischen mentalen oder verhaltensbezogenen Aktionen bestimmt« (Nijenhuis & van der Hart, 2011, S. 418, eigene Übersetzung). Sie orientieren sich dabei an Forschern wie Panksepp (1998), die eine Reihe von Affektprogrammen als biologisch im Menschen und anderen Spezies angelegt beschreiben. Diese lassen sich in zwei Gruppen teilen:

> »(i) eine Reihe von Aktionssystemen, welche spezifisch Aktivitäten des täglichen Lebens und dem Überleben der Spezies gewidmet sind, durch Energiehaushalten, Sozialisieren, Bindung, Reproduktion, Pflegeverhalten (Kinderaufziehen), Exploration, und Spiel; und (ii) ein defensives Aktionssystem (inklusive einer Reihe von Subsystemen), welches dem Überleben des Individuums im Angesicht von Gefahr gewidmet ist« (Van der Hart et al., 2004, S. 909, eigene Übersetzung).

Die AutorInnen führen präzise an, welche Art von wahrgenommener Bedrohung welche Anteile der beiden Aktionssysteme triggert. Als strukturelle Dissoziation definieren sie »einen Mangel an Integration zwischen Persönlichkeitsteilen, die mediiert werden von Alltagsaktionssystemen und defensiven Aktionssystemen, der aus einer Bedrohung der körperlichen Identität und des Lebens resultiert (Van der Hart et al., 2004, S. 909, eigene Übersetzung). Diese mangelnde Integration resultiert in der Abspaltung eines emotionalen Persönlichkeitsteils (EP), welcher von einem anscheinend normalen Persönlichkeitsteil (ANP) dissoziiert wird. Der erstere ist für Aufgaben der alltäglichen Lebensführung zuständig und fällt durch negative dissoziative Symptome wie emotionale Abstumpfung oder Amnesie auf. Der emotionale Persönlichkeitsteil bleibt fixiert auf spezifische traumatische Hinweisreize und das von der traumatischen Bedrohung aktivierte Verhaltensprogramm und fällt durch positive dissoziative Symptome der Hypermnesie/des Wiedererlebens auf. Zusätzlich unterscheiden die AutorInnen zwischen psychischer und somatoformer Dissoziation. Eine Amnesie ließe sich entsprechend als negatives und ein Flashback (Hypermnesie) als positives Symptom psychischer Dissoziation einordnen. Der dissoziative Verlust von Sinneswahrnehmungen und somatoforme Schmerzen können dagegen als Beispiele negativer bzw. positiver somatoformer Dissoziation dienen. Der beschriebene Fall einer ANP und einer EP wird als primäre strukturelle Dissoziation bezeichnet und zur Erklärung der Symptome einer einfachen PTBS herangezogen. Bilden sich dagegen vor dem Hintergrund eines ANP mehrere EP heraus, welche getrennten defensiven Subsystemen wie Hypervigilanz, Flucht, Kampf, etc. zugeordnet werden können, sprechen die AutorInnen von sekundärer struktureller Dissoziation, welche zur Erklärung komplexer Traumafolgestörungen wie traumabezogener Persönlichkeitsstörungen oder der komplexen PTBS herangezogen wird. Der Fall der tertiären strukturellen Dissoziation tritt dann auf, wenn nicht nur mehrere EP, sondern auch mehrere ANP zu beobachten sind, wie dies im Zuge der dissoziativen Identitätsstörung auftritt. Die Theorie der strukturellen Dissoziation bietet damit nicht nur eine elegante und sparsame Erklärung für scheinbar widersprüchliche Aspekte der PTBS-Diagnose (Mischform aus A- und Hypermnesie, ▶ Kap. 3.6). Darüber hinaus kann sie eine große Breite an typischen Traumafolgestörungen mit Annahme eines einzigen Mechanismus erklären. Die Annahme einer Sequenz primärer, sekundärer und tertiärer Dissoziation steht in Einklang mit den Ergebnissen einer aktuellen Meta-Analyse (Lyssenko et al., 2018), gemäß der sich psychiatrische Diagnosen unter Bezug auf das Ausmaß der assoziierten dissoziativen Symptomatik in vier Gruppen einteilen lassen. Dissoziative Störungen machten dabei naturgemäß die Gruppe mit der stärksten Symptomatik aus. Die Gruppe psychischer Störungen mit der zweitstärksten dissoziativen Symptomatik beinhaltete die Diagnosen PTBS, Borderline-Persönlichkeitsstörung und Konversionsstörung. Ob sich diese Störungsbilder weiter in Übereinstimmung mit den Annahmen von Van der Hart et al. (2004) differenzieren lassen, bleibt allerdings zu prüfen.

6.3 Zur konzeptuellen Bedeutung des dissoziativen Abwehrmodus'

Bereits Freud (Freud, 1894; Freud & Breuer, 1895/1987) brachte eine Reihe von dissoziativen Phänomenen mit traumatischen Ereignissen in Zusammenhang. Diese Phänomene reichen von der Affektabspaltung bis hin zur Dissoziation ganzer Vorstellungsgruppen und werden im Sinne von Abwehrmechanismen diskutiert.

Deserno (2003; persönliche Kommunikation 03.05.2019) erkennt auf der Ebene der Abwehrmechanismen die Möglichkeit, die Verarbeitung neurotischer Konflikte von derjenigen traumatischer Erfahrungen abzugrenzen und ersetzt damit das klassische psychoanalytische Gegensatzpaar »Trauma oder Trieb?« (Grubrich-Simitis, 1987) durch den Kontrast von Trauma und Konflikt. Neurotische Konflikte gehen demnach mit Abwehrmechanismen, welche dem Verdrängungskonzept zuzuordnen sind und einer Desymbolisierung von Teilbereichen einher. Auf der anderen Seite steht nach traumatischen Erfahrungen die grundsätzliche Behinderung der Repräsentationsfunktion, die als »Unterbrechungstendenz« (S. 50) oder Dissoziation spaltend die »emotionalen, kognitiven und interaktiven Aspekte unserer Erfahrung« (S. 55) trennt. Charakterisierend für den traumatischen Prozess wäre also die Dominanz dissoziativer Abwehrfunktionen. Bowins (2004) ordnet die in der psychoanalytischen Theorie beschriebenen Abwehrmechanismen zwei sich überlappenden grundlegenden Schemata zu: der kognitiven Verzerrung und der Dissoziation. In Bezug auf dissoziative Abwehrmechanismen entwirft er dabei ein von emotionaler Betäubung, Absorption und imaginativer Involviertheit über Depersonalisation und Derealisation bis hin zu Amnesie und Identitätsfragmentierung reichendes Kontinuum zunehmender dissoziativer Intensität von alltäglichen, reifen und hoch funktionalen Mechanismen bis hin zu solchen, welche die Wahrnehmungsfunktionen massiv beeinträchtigen können. Grundsätzlich dient Dissoziation dabei der Abkopplung belastender emotionaler Zustände. Die Theorie der strukturellen Dissoziation lässt sich damit unschwer in die Reihe der Kernpunkte eines psychodynamischen Traumakonzepts einordnen. Das unverarbeitete Trauma führt zu persönlichkeitsstrukturellen Veränderungen in Form von veränderten Abwehrmechanismen. Der Dissoziation kommt dabei eine zentrale Rolle zu. Auch nicht psychoanalytisch orientierte WissenschaftlerInnen ziehen zur Interpretation ihrer Daten das Abwehrkonzept heran. Hierzu sehen sich etwa Ross, Banik, Dedova, Mikulaskova und Armour (2018) veranlasst, die in ihrer Untersuchung einer großen Stichprobe slowakischer Studierender, die ein traumatisches Ereignis erlebt hatten, finden, dass das Ausmaß von Angst und Ärger die Zugehörigkeit zum dissoziativen PTBS-Subtyp vorhersagt. Auch neurobiologische und psychophysiologische Daten bieten spannende Einblicke. Neurobiologisch lässt sich der Zusammenhang von Abwehr und Dissoziation im Rahmen der posttraumatischen Psychopathologie als Umkehr des für nicht-dissoziative PTBS-Formen beschriebenen Geschehens betrachten. Für letztere wird eine reduzierte Regulation von erregungs- und affektassoziierten limbischen Strukturen (insbesondere der Amygdala) durch den medialen Präfrontal- sowie anterioren cingulären Kortex beschrieben. Beim dissoziativen Subtyp hingegen findet eine Überregulation der limbischen Strukturen durch die beschriebenen kortikalen Regionen statt (Lanius et al., 2012; Lanius et al., 2010), was sich als neuronales Korrelat von Abwehrprozessen interpretieren lässt. Sierra et al. (2002) schließen aus ihre psychophysiologischen Untersuchungen, dass sich Personen mit dissoziativen Störungen in einem Zustand von Hypervigilanz bei gleichzeitiger selektiver Hemmung emotionaler Verarbeitungsprozesse befinden.

Die Annahme einer zentralen Rolle der Dissoziation in der Erklärung von Traumafolgestörungen ist in Einklang mit Itzkowitz (2015, S. 146, eigene Übersetzung):

> »Das erneuerte Interesse an der Zentralität der Dissoziation als wesentlicher Aspekt der Seele, veranschaulicht in der Arbeit von Bromberg (1998, 2006, 2011), Howell (2005, 2011), Chefetz (2015), Kluft (2000, 1992), Kluft und Fine (1993) und Stern (2003), insbesondere wenn es sich auf die überwältigenden Erfahrungen frühen Entwicklungstraumas bezieht – stellt eine der bedeutsamsten Entwicklungen in unserem Feld dar.«

Für die Behandlung schlussfolgert er:

> »Man kann sagen, das Ziel der Psychoanalyse besteht darin, das wieder zu assoziieren, was dissoziiert worden ist (Richard A. Chefetz, persönliche Kommunikation). Jedoch sind die Inhalte dessen, was dissoziiert oder unbewusst ist, nicht endogene Triebe, sondern dissoziierte traumatische interpersonelle-relationale Erfahrungsmuster« (S. 147, eigene Übersetzung).

Somit wäre die Traumatherapie da angelangt, worin seit 120 Jahren das Kerngeschäft psychoanalytischen Handelns besteht: voneinander abgespaltene Anteile unseres Erlebens in einen lebendigen Austausch zu überführen. Wie leicht sich das Konzept der strukturellen Dissoziation mit psychoanalytischen Vorstellungen in Einklang bringen lässt, wird auch verständlich, wenn Van der Hart und Nijenhuis (2006) erklären, wie viel sie von der psychodynamischen, der Bindungs- und der Objektbeziehungstheorie gelernt haben.

Zusammenfassung

Diese der Unterscheidung von peritraumatischer und struktureller Dissoziation folgende Darstellung zeitigt ein interessantes Ergebnis. Während die der peritraumatischen Dissoziation häufig zugesprochene Bedeutung für die PTBS-Entwicklung in Frage zu stellen ist, kommt dem eher misstrauisch rezipierten Konzept der strukturellen Dissoziation das Potenzial einer wichtigen Meta-Theorie der Traumafolgestörungen zu. Die Annahmen im Rahmen eines psychoanalytischen Traumakonzepts sind entsprechend dahingehend zu präzisieren, dass Dissoziation als zentrale Größe innerhalb der persönlichkeitsstrukturellen Veränderungen im Abwehrbereich zu bezeichnen ist.

Literatur zur vertiefenden Lektüre

Moskowitz, A., Dorahy, M. J. & Schäfer, I. (2019). *Psychosis, trauma and dissociation: Evolving perspectives on severe psychopathology.* Hoboken, NJ: Wiley.

Van der Hart, O. & Horst, R. (1989). The dissociation theory of Pierre Janet. *Journal of Traumatic Stress, 2*(4), 397–412.

Van der Hart, O. & Nijenhuis, E. (2006). *The haunted self. Structural dissociation and the treatment of chronic traumatization.* New York: W. W. Norton & Co Inc.

Fragen zum weiteren Nachdenken

- Mit welchen Gründen könnte sich die beschriebene Zurückhaltung des Traumafeldes in Bezug auf das Dissoziationskonzept erklären lassen?
- Was macht peritraumatische Dissoziation als Erklärungsansatz für die posttraumatische Belastungsstörung so attraktiv?
- Welche Sprengkraft mit Bezug auf theoretische Modelle und therapeutische Ansätze besitzt das Postulat der zitierten niederländischen AutorInnengruppe, strukturelle Dissoziation als übergreifendes Erklärungsmodell für eine große Bandbreite an Traumafolgestörungen zu begreifen?

7 Traum und Trauma

Einführung

Wie dargestellt sind gemäß der Studie von Bryant et al. (2011) nur die dissoziativen Symptome Flashbacks und psychogene Amnesien exklusiv mit der PTBS assoziiert. Dabei gibt es ein weiteres schillerndes Symptom, zu welchem empirische Hinweise auf eine selektive Verbindung zur PTBS vorliegen: den posttraumatischen Albtraum. Während etwa 5 % der Allgemeinbevölkerung unter Albträumen (Schredl, 2010) leiden, scheint diese Zahl in psychiatrischen Populationen um den Faktor 5-6 erhöht zu sein (Swart, van Schagen, Lancee & van den Bout, 2013). In repräsentativen Stichproben mit an PTBS erkrankten Personen ist sie sogar um den Faktor 8-14 erhöht (Wittmann, Schredl & Kramer, 2007). Das vorliegende Kapitel versucht, Licht in das den posttraumatischen Albtraum umgebende nächtliche Dunkel und seine Bedeutung für das Verständnis der posttraumatischen Belastungsstörung zu bringen.

Lernziele

- Kenntnisse der Nomenklatur und Grundlagenforschung zu posttraumatischen Albträumen.
- Schaffung einer empirischen Grundlage für eine Beurteilung der Neuformulierung des Albtraumkriteriums im DSM-5.
- Illustration eines Instrumentariums zur Detailanalyse der Affektregulation in Albträumen.

7.1 Kategorisierung posttraumatischer Albträume

Schreuder und Kleijn (2001) bezeichnen einen Traum dann als posttraumatisch, wenn er von dem/der TräumerIn subjektiv mit dem Trauma in Zusammenhang gebracht wird. Dabei unterscheiden sie drei Typen möglicher Assoziationen: bei replikativen posttraumatischen Albträumen erleben TräumerInnen ihre Träume als identisch mit dem traumatischen Ereignis, vergleichbar mit einem Film, der erneut abgespielt wird. Diesen Assoziationstypus bezeichnen die Autoren auch als *posttraumatic reenactment*. Gemischt replikative Albträume ähneln dem Ereignis zwar mehr oder weniger, enthalten aber auch Abweichungen. Die dritte Kategorie, der nicht-replikative oder symbolische Albtraum, wird aufgrund von Assoziationen wie Themen, Emotionen etc. in Verbindung mit dem Ereignis gebracht, ohne dass dieses explizit im Traum vorkommt. Das folgende fiktive Fallbeispiel veranschaulicht die drei Kategorien:

> Frau B. ist in einer Bank, um Geld abzuheben. Als sie mit der Frau am Schalter spricht, schreit der Kunde hinter ihr plötzlich »Das ist ein Banküberfall!«. Er packt sie von hinten und drückt ihr eine Pistole an die Schläfe. Frau B. steht Todesangst aus. Zum Glück ist der Bankräuber mit dem Geld, das ihm die Bankangestellte gibt, zufrieden und verlässt die Bank, ohne Frau B. zu verletzen.
>
> Replikative Assoziation (*posttraumatic reenactment*): Während der ersten Wochen nach dem Ereignis träumt Frau B. jede Nacht die identische Szene, wie sie während der Interaktion mit der Frau am Bankschalter plötzlich vom Kunden hinter sich angeschrien, festgehalten und mit einer Pistole bedroht wird. Noch beim Aufwachen meint sie, den Abdruck des Pistolenlaufs an der Schläfe zu spüren.
>
> Gemischt-replikative Assoziation: Nach einigen Wochen beginnt der Traum, sich zu verändern. Manchmal ist der Täter nicht mehr der tatsächliche Bankräuber, sondern ein ihr unbekannter Mensch. Ein andermal wird sie nicht in einer Bank, sondern beim Einkaufen bedroht, diesmal aber kommen ihr zwei Freundinnen zu Hilfe.

Symbolische Assoziation: Die Beschwerden von Frau B. sind deutlich zurückgegangen, sie träumt nur noch selten vom Ereignis. In einem Traum sitzt sie alleine auf einer Parkbank. Es wird dunkel. Sie hört den Schrei einer Eule. Plötzlich überfällt sie eine starke Angst, von der sie erwacht. Hier sind die Bank (Parkbank), der Räuber (Raubtier Eule) und der Überfall (überfallende Angst) nur noch stellvertretend repräsentiert; diese Traumversion wäre von einem außenstehenden Beurteiler kaum noch mit dem traumatischen Ereignis in Verbindung zu bringen, könnte aber von Frau B. hiermit assoziiert werden.

Der von dieser Fiktion angedeutete Verlauf von der replikativen zur symbolischen Assoziation kann vor dem Hintergrund einiger publizierter Fallserien und klinischer Erfahrung als Hypothese aufgestellt werden (Hartmann, 1998; Mellman, David, Bustamante, Torres & Fins, 2001; Schreuder & Kleijn, 2001; Terr, 1979, 1983), ist bislang aber noch nicht in einer systematischen Untersuchung geprüft worden.

7.2 Replikative posttraumatische Albträume

7.2.1 Die Assoziation replikativer Albträume mit der PTBS

Woher kommt nun die Annahme, dass der posttraumatische Albtraum exklusiv mit der PTBS verbunden sein könnte, obwohl die Daten von Bryant et al. (2011) diese Annahme zu widerlegen scheinen? Ein methodisches Detail dieser Untersuchung könnte sich in diesem Zusammenhang als äußerst relevant erweisen. So unterscheiden Bryant et al. (2011) nicht zwischen unterschiedlichen Assoziationsarten. Es liegen inzwischen jedoch zunehmende Hinweise darauf vor, dass nicht alle drei Assoziationstypen gleichermaßen relevant sind. Aus der Erforschung nicht-traumatischer Träume ist bekannt, dass das Wiederholen episodischer Gedächtnisspuren eine höchst seltene Angelegenheit ist. Fosse, Fosse,

Hobson und Stickgold (2003) untersuchten das Vorkommen episodischer Gedächtnisinhalte mit Hilfe von Wachtätigkeits- und Traumtagebüchern von 29 Probanden. Externe *Rater* konnten nur in fünf von 299 Traumberichten episodische Gedächtnisspuren nachweisen. Hieraus schlussfolgern sie, dass »[...] die Reaktivierung episodischer Gedächtnisinhalte während des Schlafs [...] aktiv blockiert zu sein [scheint]« (Fosse et al., 2003, S. 7, eigene Übersetzung). Demgegenüber legt die Datenlage zu posttraumatischen Albträumen nahe, dass – wenn auch große Unterschiede in Methodik und Ergebnissen zwischen den berücksichtigten Studien festzustellen sind – Personen mit PTBS grob 50 % ihrer Albträume als replikativ beschreiben (Wittmann & de Dassel, 2015; Wittmann et al., 2007). Dies ist nun deshalb so zentral, als dass eine wachsende Anzahl an Studien nahelegt, dass nur *posttraumatic reenactments* exklusiv mit der PTBS in Zusammenhang stehen, nicht aber andere Assoziationsarten.

De Dassel, Wittmann, Protic, Höllmer und Gorzka (2017) untersuchten im Rahmen eines querschnittlichen Designs den Zusammenhang zwischen drei Albtraumcharakteristika (Häufigkeit, Replikativität und vom Traum resultierende Belastung) und Psychopathologie (PTBS und Depression) in einer Stichprobe von 62 traumatisierten BundeswehrsoldatInnen. In bivariaten Analysen waren alle drei Charakteristika signifikant mit dem PTBS-Schweregrad korreliert. Der Schweregrad depressiver Symptome war dagegen nur mit der Häufigkeit und resultierenden Belastung von Albträumen, nicht aber mit dem Ausmaß ihrer Replikativität korreliert. In multivariaten Analysen zur Vorhersage des Vorliegens einer PTBS-Diagnose erwies sich nur der Faktor Replikativät als signifikanter Prädiktor (34,9 % Varianzaufklärung), was eine korrekte Klassifikation von 72,2 % der PTBS-Fälle erlaubte. Die Klassifikation der SoldatInnen mit depressiver Diagnose wich dagegen nicht signifikant vom Zufallslevel ab, da keiner der drei Prädiktoren einen signifikanten Beitrag leistete. Der Befund eines spezifischen Zusammenhangs von replikativem Trauminhalt und PTBS-Symptomen wird von vielen anderen Untersuchungen mit z. T. sehr großen militärischen wie zivilen Stichproben (Erwachsene und Kinder) unter quer- wie längsschnittlichen Designs bestätigt (Davis, Byrd & Rhudy, 2007; Freese et al., 2018; Gorzka et al., 2019; Mellman et al., 2001; Wittmann, Zehnder, Schredl, Jenni & Landolt, 2010).

Diese Übersicht macht klar: wenn Kramer, Schoen und Kinney (1984) schreiben, dass »die Traumerfahrung, ihre Intensität (Erinnerbarkeit), Inhalt und Verteilung sehr wohl im Zentrum der PTBS stehen könnte« (S. 93, eigene Übersetzung), dann ist dieser Hypothese einerseits zuzustimmen, anderseits ist sie auf den Spezialfall des replikativen Albtraums einzuschränken. Es ist dieser Assoziationstyp, der exklusiv mit der PTBS-Symptomatik verbunden zu sein scheint. Aus diesem Grunde ist es sehr zu bedauern, dass das DSM-5 die Definition des Kriteriums B2 der DSM-IV-Diagnose aufgeweicht hat. Waren im DSM-IV noch »wiederkehrende, quälende Träume, in denen das Ergebnis nachgespielt wird« (S. 487), also ein zumindest gemischt-replikativer Assoziationstypus, gefordert, sind es im DSM-5 »wiederkehrende, belastende Träume, in denen der Inhalt und/oder Affekt des Traums in Beziehung zu dem oder den traumatischen Ereignis(sen) steht« (S. 273, eigene Übersetzung). D. h., alle drei Assoziationstypen gemäß Schreuder und Kleijn (2001) qualifizieren für die PTBS-Diagnose, die damit hinter den aktuellen Stand der empirischen Forschung zurückfällt.

Wenn hier von replikativen Albträumen die Rede ist, so muss jedoch betont werden, dass lediglich die Aussage der TräumerInnen, der Traum repliziere das traumatische Ereignis in exakter Weise, von der Forschung belegt und mit psychopathologischen Traumafolgen assoziiert ist. Ob Träume tatsächlich ein Ereignis in exakter und immer gleicher Form wiederholen, wie dies beim Abspielen eines Filmes passiert, erscheint fraglich. Lansky (1991; Lansky & Bley, 1995) berichtet von seiner stationären klinischen Arbeit mit 15 schwer traumatisierten PatientInnen, welche chronische replikative Albträume beschrieben. Wenn er solche von den PatientInnen als replikativ bezeichnete Träume mit ihnen einer detaillierten Analyse unterzog, stellte sich jedes Mal heraus, dass die Träume tatsächlich Abweichungen von den originalen Geschehnissen enthielten.

7.2.2 Ansätze zur Erklärung replikativer Albträume

Wie lässt sich das Auftreten episodischer Gedächtnisspuren, welche bei nicht-traumatischen Träumen praktisch nicht vorkommen, erklären?

Wittmann und de Dassel (2015) führen mehrere konkurrierende Hypothesen an.

In diesem Zusammenhang soll zunächst die psychoanalytische Theorie, mit welcher Lansky (1991; Lansky & Bley, 1995) seine bereits vorgestellten Daten erklärt, Erwähnung finden. Auslöser der Traumgeneration ist gemäß seinen Annahmen Schamerleben, welches auf narzisstische Verletzungen oder interpersonelle Konflikte des Traumvortages zurückgeht. Die Traumarbeit nutzt nun die Erinnerung an ein zurückliegendes traumatisches Ereignis, um Scham in Angst umzuwandeln und damit vom aktuellen belastenden psychischen Konflikt auf etwas in der Vergangenheit liegendes abzulenken, von dem man sich besser distanzieren kann, ohne am aktuellen Problem arbeiten zu müssen. Damit erhält der sogenannte replikative Assoziationstyp bei Lansky die Funktion einer Deckerinnerung.

Levin und Nielsen (2007) betrachten replikative posttraumatische Albträume als intensivste Traumerfahrung, welche am entgegengesetzten Ende einer mit normalem Träumen beginnenden kontinuierlichen Skala angesiedelt ist. Die Faktoren, welche darüber entscheiden, wo ein Traum auf dieser Skala angesiedelt ist, sind nach dieser Vorstellung die Traumatisierungsschwere, die aktuelle psychische Belastung, und die hierfür gegebene Belastungstoleranz.

Replikative Albträume könnten sich auch mit der kognitiven Theorie der ironischen Prozesse mentaler Kontrolle (Wegner, 1994; Wegner, Wenzlaff & Kozak, 2004) erklären lassen. Ein zentrales Symptom der PTBS ist wie beschrieben die Vermeidung. Kognitive Vermeidung – also die Unterdrückung von Vorstellungsinhalten – arbeitet gemäß dieser Theorie auf Basis von zwei Prozessen: einem in Bezug auf kognitive Ressourcen sparsamen Überwachungsprozess, welcher nach der zu vermeidenden Vorstellung Ausschau hält, und einem ressourcenintensiven Prozess, welcher eine identifizierte Zielvorstellung unterdrückt. Während des Schlafs, wenn nur beschränkte kognitive Ressourcen zur Verfügung stehen, kommt es dann zu einem Rebound der unterdrückten Vorstellung, da nur der erste der beiden Prozesse erfolgreich durchgeführt werden kann. Interessante Parallelen zum psychoanalytischen Abwehrkonzept (Unterdrückung von Bewusstseinsinhalten und deren Schicksal im Zuge der schlafgeschwächten Abwehr) lassen sich unschwer feststellen.

Stickgold (2002) legt eine Hypothese vor, die PTBS-bezogene neurophysiologische Veränderungen als ursächlich für replikative Albträume annimmt. Dabei wird dem Schlaf eine gedächtniskonsolidierende Funktion zugesprochen. Während des NREM-Schlafs werden episodische Gedächtnisinhalte gemäß dieser Annahme vom Hippocampus in den Neocortex überspielt, wo sie während des REM-Schlafs ins semantische Gedächtnis integriert werden. Während des REM-Schlafs ist dafür der vom Hippocampus ausgehende Transfer episodischer Gedächtnisinformation blockiert. Stickgold nimmt weiter an, dass aufgrund einer PTBS-bedingten Dysbalance in Neurotransmittersystemen bei Überwiegen adrenerger Botenstoffe diese Blockade zusammenbricht, so dass es während des REM-Schlafs zu replikativen Albträumen auf Basis der vom Hippocampus transferierten episodischen Gedächtnisinformation kommen kann. In der Tradition der Traumforschungsgruppe an der *Harvard Medical School* fokussiert diese Hypothese einen auf den REM-Schlaf beschränkten pathologischen Mechanismus. Die empirische Datenlage belegt jedoch eindeutig, dass posttraumatische Albträume auch aus dem NREM-Schlaf heraus auftreten (Wittmann et al., 2007).

Die letzte der hier vorgestellten Hypothesen stellt gleichermaßen die Verbindung zum letzten Kapitel her, indem sie die beiden angeführten Symptome miteinander gleichsetzt. Sind replikative Albträume wirklich Träume – oder sind es dissoziative Flashbacks, die während des Schlafs stattfinden? Tatsächlich lassen einige empirische Daten diese Annahme zumindest plausibel erscheinen. In einer Studie von Duke et al. (2008) waren die Häufigkeiten von Flashbacks und Albträumen signifikant korreliert (r=.31). Diese AutorInnen unterschieden jedoch weder zwischen traumatischen und nicht-traumatischen Albträumen noch zwischen replikativen und nicht-replikativen Träumen. In einer großen Stichprobe von Unfallopfern (Schnyder & Wittmann, unpubliziert) waren die Häufigkeiten von traumatischen Albträumen und Flashbacks signifikant korreliert zu r=.30 (5 Tage nach Unfallverletzung), r=.45 (6 Monate nach Unfallverletzung), und r=.50 (12 Monate nach Unfallverletzung). Auch in dieser Studie wurde jedoch nicht zwischen unterschiedlichen Assoziationstypen posttraumatischer Albträume differenziert. Van der Kolk und Fisler (1995) berichten von einer Stichprobe von 46 traumatisierten Personen mit PTSD-Diagnose. 78 % der ProbandInnen erlebten aktuell Albträume; diejenigen ProbandInnen mit replikativen Albträumen (42 %) gaben an, dass diese identisch mit ihren Flashbacks seien. Merckelbach et al. (2003) finden in einer Stichprobe holländischer Überlebender asiatischer Konzentrationslager keine Unterschiede zwischen Albträumen und Flashbacks, weder in Bezug auf ihre Häufigkeitsverteilungen noch in Bezug auf ihre sensorischen Qualitäten. Zwar ist in dieser Untersuchung die Ähnlichkeit mit dem Trauma für Flashbacks größer als für Albträume, jedoch versäumen auch diese AutorInnen es, zwischen unterschiedlichen Traumarten zu unterscheiden. Deutliche Assoziationen zwischen dem Auftreten von Albträumen und Flashbacks wurden auch von Burstein an zwei Stichproben von PTBS-PatientInnen beobachtet (Burstein, 1984, 1985). Zusätzlich erwähnt dieser Autor, dass von 26 ProbandInnen, die Flashbacks und Albträume berichteten, 23 angaben, dass ihre Albträume vor dem ersten Flashback begannen. In einer Stichprobe kambodschanischer Flüchtlinge, von denen 44 % mit PTBS diagnostiziert waren (Hinton, Hinton, Pich, Loeum & Pollack, 2009), gaben 72 % der ProbandInnen an, nach dem Aufwachen aus einem Albtraum einen Flashback zu erleben. Die verfügbaren Resultate der empirischen Forschung weisen insgesamt – unter dem Vorbehalt deutlicher methodischer Schwächen, etwa bei der Differenzierung von Assoziationstypen – auf einen möglichen Zusammenhang zwischen posttraumatischen Albträumen und Flashbacks hin. Verbesserte inhaltsanalytische und psychophysiologische Studien werden dazu beitragen, diese Hypothese weiteren empirischen Testungen zu unterziehen.

7.3 Detailanalyse posttraumatischer Träume

Die bisherige Einteilung posttraumatischer Albträume in drei Kategorien ist natürlich ein extrem grober Ansatz, welchem der qualitative Reichtum posttraumatischer Traumberichte weitgehend zum Opfer fällt. Aus diesem Grunde sollen an dieser Stelle zwei Beispielträume eingehender analysiert werden. Dabei kommt mit dem *Zurich Dream Process Co-*

ding System (ZDPCS; Moser & Hortig, 2019; Moser & von Zeppelin, 1996) das komplexeste verfügbare System zur Analyse von Traumberichten zum Einsatz. Das zugrundeliegende Traumgenerierungsmodell erweitert die psychoanalytische Traumtheorie um kognitionswissenschaftliche Beiträge und solche aus der künstlichen Intelligenzforschung. Der Traum gilt hier als Mikrowelt (Minsky, 1988; Moser, 2013). Einer Mikrowelt inhärent sind bestimmte Aufgabentypen und für diese spezifische Lösungsstrategien. Hierbei ist wichtig, dass der Traum eine kognitiv-affektive Einheit darstellt, welche abgekoppelt von realen Mikrowelten ist. Die Mikrowelt Traum kennzeichnet sich u. a. durch das Prinzip der inneren Simulation und der Selbstreferenzialität. In der Mikrowelt Traum können im Langzeitgedächtnis gespeicherte Komplexe konfliktiver oder traumatischer Natur einer Lösung zugeführt werden. Die AutorInnen schreiben dem Traum also eine Problemlösefunktion zu. Komplexe resultieren aus interaktionalen Erfahrungen, welche von starker Enttäuschung oder Angst gekennzeichnet waren, und werden automatisch assoziativ oder perzeptiv aktiviert und neigen zu Wiederholungen. Ihre Repräsentation im Gedächtnis erfährt keine Desaffektualisierung oder Veränderung aufgrund von Erfahrung. Für Lösungsversuche ist es notwendig, die affektive Information wieder in Beziehungsrealität zurück zu verwandeln. Hierzu wird von den durch aktuelle Themen des Träumers aktivierten Komplexen einer für die Bearbeitung im Traum ausgewählt. Die Traumorganisation hat nun in Analogie zu Freuds Traumarbeit die Aufgabe, Komplexelemente zu repräsentieren und diese im Traum zu positionieren. Dabei folgt sie zwei Prinzipien, welche beide auf affektive Informationen zurückgreifen: dem Sicherheitsprinzip und dem Involvementprinzip. Im Zusammenspiel beider Prinzipien reguliert die Traumarbeit die Höhe der Affektualisierung der Mikrowelt. Ziel des Sicherheitsprinzips ist es, eine zu vollständige und überfordernde Komplexaktivierung zu vermeiden. Das Involvementprinzip stellt gleichzeitig sicher, dass der Träumer affektiv involviert bleibt. Wird die Affektentwicklung zu hoch bzw. niedrig, greift die Traumorganisation ein, was als Abbruch der aktuellen Situation in Form eines Interrupts bezeichnet wird. Die spezifische Art und Weise, wann und wie Interrupts erfolgen, gibt Aufschlüsse darüber, welche affektregulativen Ressourcen zur Komplexbearbeitung zur Verfügung stehen.

Das ZDPCS wird in einem mehrschrittigen Verfahren angewendet. Der erste Schritt beinhaltet die sprachliche Aufbereitung des Traumberichts (Umwandlung der Schilderung ins Präsens, Entfernen von Kommentaren, Herstellung der originalen temporalen Sequenz). Im zweiten Schritt wird das Traumgeschehen anhand von Interrupts (Hinweise auf regulierende Eingriffe der Traumorganisation) in Segmente eingeteilt. Im dritten Schritt wird die in den Segmenten enthaltene Information anhand von drei Kategorien codiert: dem Positionsfeld, dem Bewegungsfeld und dem Interaktionsfeld. Im Positionsfeld werden die positionierten kognitiven Elemente (Personen und Gegenstände), ihre Attribute sowie Relationen (z. B. Positionsrelationen) beschrieben. Im Bewegungsfeld werden Positionsveränderungen eines Elements relativ zu anderen Elementen erfasst. Dabei werden Veränderungen der Distanz, Kontrolle über die jeweilige Trajektorie und Definition ihres Anfangs- und Endpunktes berücksichtigt. Im Interaktionsfeld werden Wechselwirkungen zwischen den kognitiven Elementen charakterisiert. Anhand der Art einer Interaktion lässt sich die Affektualisierung einer Traumszene erkennen. So stehen bspw. physikalische Interaktionen (»das Wasser tropft von der Decke auf das Bett«) am unteren Ende der Affektualisierungsskala, während intentionale Interaktionen zweier selbstkontrollierter Traumakteure, welche eine fortlaufende gegenseitige Beeinflussung und Anpassung implizieren (»die Musik wird lauter und wir beginnen, eng umschlungen zu tanzen«), eine maximale Affektualisierung signalisieren.

Wittmann, Zander und Dale (2016, S. 43) untersuchten den folgenden Albtraumbericht eines kanadischen Veteranen mit dem ZDPCS:

»Ich habe oft den gleichen Traum. Es gibt nur wenig Details, aber: Ich bin zurück in Afghanistan und werde von Taliban angegriffen. Normalerweise im Nahkampf, in unmittelbarer Nähe, ich kann keine Gesichter sehen. Ich versuche, mich zu verteidigen, aber ich kann nicht. Ich versuche so sehr, meinen Abzug zu betätigen, um zu schießen und sie zu töten, aber mein Abzug ist wie Wackelpudding. Ich drücke ab und kein Schuss wird abgefeuert. Ich werde panisch. Manchmal wache ich aggressiv auf (sitze aufrecht im Bett). Ich kann normalerweise leicht wieder einschlafen, aber es bleibt in meinen Gedanken. Jetzt bin ich ein Polizist und habe manchmal den gleichen Traum, aber mit meiner Pistole und ich bin ein Polizist anstatt eines Soldaten. Ich werde nie getötet, aber ich habe immer Angst.«

Als zentrale Merkmale ergaben sich die folgenden Aspekte anhand der ZDPCS-Codierung:

- Der Traum beginnt mit einer überflutenden Interaktion bei maximaler Komplexaktivierung, in diesem Fall also im wahrsten Sinne des Wortes mitten im Gefecht.
- Die weiteren Traumprotagonisten sind anonymisiert.
- Der Träumer befindet sich in einer passiv-erleidenden Position.
- Seine Versuche, diese Position via Interaktion zu verlassen, scheitern.
- Das Mittel der Fortbewegung, um Distanz zwischen sich und die Angreifer zu bringen und so eine geringere Affektualisierung zu erreichen, scheint nicht zur Verfügung zu stehen.
- Auch die unmittelbare Ebene des Traumerlebens kann nicht verlassen werden, indem etwa das aus halluzinierter Sinnesinformation bestehende Format des Traums verlassen und eine kognitiv-abstrakte Ebene in den Traum eingeführt wird (Sprechen oder Denken im Traum). Nach Moser und von Zeppelin (1996) implizieren solche Prozesse ein verstärktes Kontrollerleben. Sie lassen sich deshalb in die Reihe der Maßnahmen der Traumorganisation einordnen, welche das Affektualisierungslevel regulieren können.
- Somit verbleibt nur die extremste Form der Affektregulation – der Abbruch des Traums mittels Aufwachen. In Zusammenspiel mit dem plötzlichen Beginn kann so ein An-Aus-Charakter des Traums entstehen.

Diese Kriterien potenzieller Merkmale posttraumatischer Träume sollen im Folgenden auf zwei der Träume von Bundeswehrsoldaten nach Auslandseinsatz angewendet werden, welche der Untersuchung von Kempe (2015) zugrunde lagen:

Traumbericht 1: »Ich bin Kommandant in einem gepanzerten Fahrzeug und sehe aus der Luke oben raus. Wir fahren durch wüstenartiges Gelände. Wir werden von vermummten Gestalten angegriffen. Diese versuchen, das Fahrzeug während der Fahrt zu besteigen. Wir haben keine Munition mehr.«

Traumbericht 2: »Ich träume viel, jedoch keine Albträume: Ich hatte einen interessanten Traum vor 3-4 Monaten. Ich war Gruppen- oder Zugführer in einer zerschossenen Stadt. Wir hatten Panzerabwehrkanonen und der Gegner rückte mit Panzern gegen unsere Stellung. Ich ließ meine Männer, nachdem wir ziemlich aufgerieben waren, in die Ausweichstellung zurückziehen, um uns neu zu formieren und uns dem Feind erneut mit aller Kraft entgegen zu werfen. Ich machte geballte Ladungen fertig, um die Panzer aus nächster Nähe zerstören zu können. Ich wachte danach ganz normal auf und dachte nicht weiter daran.«

Da der erste Traumbericht bereits im Präsens erfolgt und keinerlei narrative Artefakte, Wiederholungen oder temporale Unstimmigkeiten erkennen lässt, erübrigt sich in diesem Fall das sprachliche Redigieren. Ganz anders Traumbericht 2, dessen an den geträumten Traum angenäherte Form so lautet:

»Ich bin Gruppen- oder Zugführer in einer zerschossenen Stadt. Wir haben Panzerabwehrkanonen und der Gegner rückt mit Panzern gegen unsere Stellung. Ich lasse meine Männer, nachdem wir ziemlich aufgerieben waren, in die Ausweichstellung zurückziehen, um uns neu zu formieren und uns dem Feind erneut mit aller Kraft entgegen zu werfen. Ich mache geballte Ladungen fertig, um die Panzer aus nächster Nähe zerstören zu können.«

Die folgenden Tabellen (▶ Tab. 7.1, ▶ Tab. 7.2) unterteilen beide Berichte in jeweils drei Segmente (S1-3) und codieren diese in den Kategorien Positions-, Bewegungs- und Interaktionsfeld.

Tab. 7.1: Segmentierung und Codierung von Traumbericht 1

	Positionsfeld	Bewegungsfeld (Loco-Time-Motion)	Interaktionsfeld
S1	Ich bin Kommandant in einem gepanzerten Fahrzeug und sehe aus der Luke oben raus. Wir fahren durch wüstenartiges Gelände.		
	SP ATTR SOC PLACE (Gelände) ATTR bod glob (wüstenartig) SOC SET (Einsatz) OP1 (G) ANON (MULT) CEU1 (Fahrzeug) ATTR bound (gepanzert) PART OF (Luke) POS REL CONT MEANS POS REL	LTM SP/OP1 (G)/CEU1[t]	
S2	Wir werden von vermummten Gestalten angegriffen. Diese versuchen, das Fahrzeug während der Fahrt zu besteigen.		
	SP OP1 (G) ANON (MULT) CEU1 (Fahrzeug) ATTR bound (gepanzert) OP2 (G) ANON (MULT) ATTR bound (vermummt)		IR.C resp object feeling IR.D NPR (IR.C kin int)
S3	Wir haben keine Munition mehr.		
	SP OP1 (G) CEU 2 (Munition) MISS		

Legende: ANON mult = Anonymisierung multiple; ATTR bod glob = betrifft Gesamtzustand des Körpers; ATTR bound = boundary Attribut; ATTR SOC = Zugehörigkeit zu sozialer Gruppe; CEU = unbelebtes kognitives Element; G = Gruppe; IR.C kin int =kinästhetisch intentionale Wechselwirkung; IR.C resp = Response Relation; IR.D NPR = naive perceptual report; LTM = Loco Time Motion; MISS = als fehlend beschrieben; OP = Objektprozessor; PART OF = Teil von; POS REL = Positionsrelation; POS REL CONT = Containerrelation; POS REL MEANS = Mittelrelation; S = Segement; SOC SET = soziales Setting; SP = Subjektprozessor; [t] = Trajektorie. Abkürzungen und Erläuterungen gemäß Moser und von Zeppelin (1996)

Tab. 7.1: Segmentierung und Codierung von Traumbericht 2

	Positionsfeld	**Bewegungsfeld (Loco-Time-Motion)**	**Interaktionsfeld**
S1	Ich bin Gruppen- oder Zugführer in einer zerschossenen Stadt. Wir haben Panzerabwehrkanonen und der Gegner rückt mit Panzern gegen unsere Stellung. Wir sind ziemlich aufgerieben.		
	SP ATTR SOC SOC SET (Kampfeinsatz) PLACE ATTR glob (zerschossene Stadt) PART OF 1 (Stellung) CEU1 ANON MULT (Panzerabwehrkanonen) OP1 (G) BEK ATTR bod glob (aufgerieben) OP2 (G) ANON MULT ANON TYPE (Gegner) CEU2 (Panzer) ANON MULT POS REL CONT MEANS	LTM OP2 (G)/CEU2^{t} -> i.	
S2	Ich lasse meine Männer in die Ausweichstellung zurückziehen,		
	SP OP1 (G) BEK PLACE PART OF 2 (Ausweichstellung)		VR MESS INIT LTM (LTM i. SP/OP1 (G)^{t})
–	um uns neu zu formieren und uns dem Feind erneut mit aller Kraft entgegen zu werfen.		
	CP prosp		
S3	Ich mache geballte Ladungen fertig,		
	SP CEU3 ATTR glob ANON MULT (geballte Ladung)		IR.C kin int
–	um die Panzer aus nächster Nähe zerstören zu können.		
	CP prosp		

Legende: -> = bewegt sich hin zu etwas; ANON mult = Anonymisierung multiple; ANON TYPE = Anonymisierung durch Typ; ATTR bod glob = betrifft Gesamtzustand des Körpers; ATTR SOC = Zugehörigkeit zu sozialer Gruppe; BEK = dem Träumer bekannt; CEU = unbelebtes kognitives Element; CP prosp = prospektiver kognitiver Prozess; G = Gruppe; i. = Interpunktion der Trajektorie; IR.C kin int =kinästhetisch intentionale Wechselwirkung; LTM = Loco Time Motion; OP = Objektprozessor; PART OF = Teil von; POS REL = Positionsrelation; POS REL CONT = Containerrelation; POS REL MEANS = Mittelrelation; S = Segement; SOC SET = soziales Setting; SP = Subjektprozessor; $_t$ = Trajektorie; VR MESS INIT LTM = Mitteilung, Loco Time Motion initiierend. Abkürzungen und Erläuterungen gemäß Moser und von Zeppelin (1996)

Aufgrund der technischen und abkürzenden Schreibweise des Codiersystems sind diese tabellarischen Darstellungen nur schwer lesbar. Anstelle einer langatmigen Ausführung aller Details seien hier lediglich die oben angeführten Kriterien vergleichend auf die beiden Traumberichte angewendet.

- Beide Träume beginnen mit einer Fortbewegung (LTM); in Traum 1 ist es die eigene, eher ziellose Patrouillenfahrt, in Bericht 2 die gezielte Annährung des Gegners. In Traum 1 resultiert diese Fortbewegung bereits im 2. Segment in der maximal möglichen Affektualisierung in Form des Angegriffenwerdens, in ZDPCS-Sprache ist dies eine das Traum-Ich (Subjektprozessor, SP) direkt beeinflussende Interaktionsform (IR.C resp), welche passiv erlitten wird (object feeling). Diesen Angriff kann das Traum-Ich in Bericht 2 zumindest hinausschieben, so dass das Kriterium des unmittelbaren, überflutenden Beginns nur auf den ersten Bericht zutrifft.
- In beiden Träumen sind die weiteren Protagonisten anonymisiert – typischerweise anonyme Gruppen ohne individualisierende Darstellung einzelner Personen. Ob dies tatsächlich eine Besonderheit traumatischer Träume ist, in welcher sich etwa eine Beschädigung der Objektrepräsentanzen abbildet, muss ein Vergleich mit den Träumen einer geeigneten Kontrollgruppe ergeben.
- In Traumbericht 1 kommt das Traum-Ich (SP) nicht via selbstbestimmter Interaktion aus der passiven Position des Angegriffen Werdens und des Beobachtens (des Versuchs, das Fahrzeug zu besteigen:

IR.D NPR (IR.C kin int)) heraus – insbesondere, weil hierzu die dringend benötigte Munition fehlt (CEU2 (Munition) MISS). Ganz anders der SP in Bericht 2: er bleibt aktiv, gibt das Kommando zum Rückzug (VR MESS INIT LTM) und vergrößert so die Distanz zum Gegner. In einem Interaktionstyp (IR.C kin int), welcher für einen mittleren Affektualisierungsgrad steht, mit einem unbelebten, aber mächtigen Traumobjekt (geballte Ladung, die im Gegenteil zu Bericht 1 verfügbar ist), wird eine erneute Konfrontation aktiv vorbereitet.

- Bericht 1 beginnt zwar mit einer Fortbewegung, die dann in der plötzlichen Affektualisierung (Interaktion mit Gegner) mündet. Von diesem Zeitpunkt an scheint dieses Mittel der Affektregulation im Traum aber nicht mehr zur Verfügung zu stehen. Der SP aus Traumbericht 2 kann die eigene Fortbewegung dagegen flexibel zur Nähe-Distanz-Regulation nutzen und damit die Interaktionswahrscheinlichkeiten beeinflussen.
- Prozesse auf sprachlicher oder kognitiver Ebene, die eine erhöhte Kontrolle über das Traumgeschehen implizieren, lassen sich nur in Bericht 2 nachweisen.
- Beide Traumberichte brechen unvermittelt ab, wodurch Bericht 1 den genannten An-Aus-Charakter erhält. Während die Traumarbeit in Bericht 1 so offenbar die schutzlose Wiederholung der traumatischen Erfahrung verhindert, erschließt sich die Notwendigkeit des Abbruchs in Bericht 2 weniger direkt. Hier dürfte schließlich die Hoffnung auf eine verbesserte Lösung des zugrundeliegenden Komplexes sehr viel stärker ausgeprägt sein. Entsprechend scheint das Aufwachen ohne Angst zu erfolgen.

Anhand der noch spekulativen Kriterien zur Charakterisierung posttraumatischer Träume wäre Bericht 1 also klar als Ausdruck des scheiternden Verarbeitungsversuchs einer traumatischen Erfahrung einzuordnen, während Bericht 2 eine deutlich günstigere Prognose ergeben würde. Zur Validität solch weitrechender Spekulationen sind jedoch zwei Punkte anzumerken. Einerseits müssen die aus einem Einzelfall hergeleiteten Kriterien an größeren Stichproben von Personen nach traumatischen Erfahrungen in unterschiedlichen Verarbeitungsstadien und von

Kontrollgruppen geprüft werden. Zweitens sollte aufgrund der auch intraindividuellen Variation des Traumgeschehens nicht mit einzelnen Träumen, sondern mit Traumserien der betreffenden Personen gearbeitet werden.

7.4 Implikationen für die klinische Arbeit

Viele AutorInnen haben die Anwendbarkeit der psychoanalytischen Traumtheorie auf posttraumatische Albträume unter Verweis auf ihre scheinbare Inkompatibilität mit dem Konzept Wunsch bezweifelt. Wie Binswanger und Wittmann (2019) betonen, erlaubt eine präzise Differenzierung der Konzepte des schlafstörenden Reizes als Beginn und der (im Albtraum nicht gelingenden) harmlosen Wunscherfüllung als Ergebnis der Traumgeneration die Integration dieses Phänomens in die psychoanalytische Arbeit mit Träumen. Für diese Arbeit lassen sich aus den dargestellten Befunden einige Schlussfolgerungen herleiten. Der beobachtbare Assoziationstyp mag diagnostische und prognostische Information hinsichtlich der Möglichkeit, die traumatische Erfahrung zu symbolisieren, bieten. Eine genaue Beobachtung von Veränderungen des Assoziationstypen scheint deshalb ratsam. Übereinstimmend mit Lansky und Bley (1995) betonen Gardner und Orner (2009) die Wichtigkeit, Sinn in scheinbar sinnlosen, immer gleichen Wiederholungen von Albträumen zu suchen, indem Wiederholungen von Ereignissen, aber auch mögliche Abweichungen von diesen, mit relevanten aktuellen Geschehnissen in Bezug gesetzt werden. Ein Fallbeispiel, wie die Veränderung eines Details eines replikativen Albtraums in Verbindung mit aktuellen Interaktionen innerhalb und außerhalb der therapeutischen Übertragung wichtige Hinweise auf aktiviertes psychisches Material ergab, findet sich bei Wittmann und de Dassel (2015).

Zusammenfassung

Posttraumatische Albträume gehören zu den häufigsten und quälendsten Symptomen der PTBS. Die empirische Datenlage zeigt, dass das Phänomen Albtraum dabei nicht undifferenziert betrachtet werden darf. Die zentrale Bedeutung, welche hiernach dem replikativen posttraumatischen Albtraum zukommt, erlaubt eine Anknüpfung an die Beeinträchtigung der Symbolisierungsfunktion innerhalb des psychodynamischen Traumakonzepts. In der Sprache des ZDPCS lässt sich präzisieren, dass die Traumorganisation beim *posttraumatic reenactment* offenbar keine Freiheitsgrade bei der Auswahl geeigneter kognitiver Elemente zur Repräsentation der relevanten Komplexelemente besitzt. Die systematische Anwendung dieses komplexen Ansatzes zur Rekonstruktion des Wirkens der Traumarbeit im Zuge der Traumgeneration könnte auch eine spannende Möglichkeit zur Validierung zentraler Annahmen des Traumakonzepts ergeben. Hierbei springen insbesondere die Erfahrungen von Kontrollverlust und Beeinträchtigungen in den Bereichen der Symbolisierung und Affektregulation (Stichwort Abwehrorganisation) ins Auge. Neben der Beziehung zum Aspekt der Symbolisierung lässt sich anhand der Hypothese zum replikativen Albtraum als im Schlaf auftretender Flashback auch die Verbindung zum Thema der Dissoziation herstellen.

Literatur zur vertiefenden Lektüre

Lansky, M. R. & Bley, C. R. (1995). *Posttraumatic nightmares: Psychodynamic explorations*. Hillsdale, NJ: Analytic Press.

Moser, U. & Hortig, V. (2019). *Mikrowelt Traum: Affektregulierung und Reflexion.* Frankfurt a. M.: Brandes & Apsel.

Schredl, M. (2018). *Researching dreams. The fundamentals.* Cham: Palgrave Macmillan.

Wittmann, L., Schredl, M. & Kramer, M. (2007). Dreaming in posttraumatic stress disorder: A critical review of phenomenology, psychophysiology and treatment. *Psychotherapy and psychosomatics,* 76(1), 25–39.

Fragen zum weiteren Nachdenken

- Die Arbeit mit Träumen hat die Entwicklung der Psychoanalyse entscheidend geprägt. Welche Bedeutung könnte dem Phänomen des posttraumatischen Albtraums für die psychoanalytisch geprägte Psychotraumatologie zukommen?
- Lassen sich über die dargestellten Analysen mittels ZDPCS hinaus weitere relevante Gemeinsamkeiten in den drei Traumberichten von Soldaten nach Auslandseinsätzen beobachten?
- Welche Eigenheiten des Phänomens Traum erschweren seine Erforschung? Welche spezifischen Aspekte kommen betreffend der Erforschung replikativer Albträume, welche als belastendste Traumerfahrung gelten, hinzu?

8 Trauma, Bindung und Mentalisierung

Einführung

Wie in Kapitel 1 festgestellt, unterliegen die Theorien, auf welchen psychotraumatologische Störungsmodelle und Behandlungsansätze beruhen, einem beständigen Wandel. Das ist in der Psychoanalyse nicht anders als in anderen Therapieschulen. So stehen heute neben der Triebtheorie viele nach z. T. heftigen anfänglichen Widerständen inzwischen integrierte Weiterentwicklungen wie Ich- und Selbstpsychologie, Objektbeziehungstheorie oder relationale Psychoanalyse, um nur einige wenige zu nennen. In Bezug auf Bowlbys Bindungstheorie (Bowlby, 1969) und auf dieser aufbauende Konzepte scheint dagegen nach wie vor ein Riss durch die psychoanalytische *Community* zu gehen. Um es mit den vielzitierten Worten von Fonagy (2009, S. 7) zu sagen: »Es gibt böses Blut zwischen Psychoanalyse und Bindungstheorie«. Während an vielen psychoanalytischen Instituten die Triebtheorie als Fundament der klinischen Lehre gelten kann, entwickelt sich längst mit der Bindungs- und Mentalisierungsforschung und daraus abgeleiteten therapeutischen Ansätzen eine psychoanalytische Parallelwelt. Eine Perspektive auf Gemeinsamkeiten der beiden Ansätze, aber auch eine Würdigung der komplexen trennenden Differenzen, findet sich bei Fonagy (2009). Vor dem Hintergrund ihrer Betonung der Wirkung traumatischer Erfahrungen (Brisch & Hellbrügge, 2012) sowie der starken empirischen Forschungsorientierung ist verständlich, dass die Bindungs- und Mentalisierungstheorie zu den anerkannteren Beiträgen psychodynamischer ForscherInnen zum psychotraumatologischen *Mainstream* zählen (Bryant & Chan, 2017), wenn ihr psychodynamischer Hintergrund auch oft nicht reflektiert wird.

Lernziele

- Prüfung unterschiedlicher Hypothesen zum Zusammenhang von Trauma, Bindung und Mentalisierung, z. B.:
  - Beeinflusst Trauma die Entwicklung des Bindungssystems?
  - Ist Bindung ein Mediator der Wirkung traumatischer Erfahrungen?
  - Verändern traumatische Ereignisse Bindungsmuster?
- Entwicklung einer kritischen Haltung in Bezug auf die Validität von Forschungsparadigmen und Interpretation ihrer Ergebnisse.

8.1 Trauma und Bindung

Da die Bindungstheorie bereits unzählige Male beschrieben wurde, sei der Darstellung des Zusammenhangs mit traumatischen Erfahrungen nur eine minimale Einführung vorangestellt. Wie Fonagy (2009) erklärt, lässt sich Bindung als Verhaltenssystem beschreiben, welches die Nähe bzw. Verfügbarkeit von Fürsorgepersonen sicherstellt. Die Erfahrungen mit den frühen Fürsorgepersonen werden dabei zu inneren Arbeitsmodellen generalisiert, welche später in der Beziehungsgestaltung erlebens- und verhaltenssteuernd wirken (▶ Kap. 2.3.5). »Die Reziprozität zwischen Pflegeperson und Kind umfasst Verhaltensweisen wie Berühren, Halten, und Trösten auf Seiten des Elternteils und Lächeln, Anklammern und Weinen auf Seiten des Kindes […]« und schafft eine stabile Verbindung zwischen Pflegeperson und Kind« (Sharp et al., 2012, S. 232, eigene Übersetzung). Dabei interagiert das Bindungssystem mit anderen Verhaltenssystemen wie Exploration und Furcht. Anhand der kleinkindlichen Reaktion auf Trennung von (Aktivierung des Bindungssystems) und Wiedervereinigung mit der Bezugsperson werden mehrere Bindungstypen unterschieden:

> »Das Verhaltensmuster des sicher gebundenen Kindes, das mit Kummer auf die Trennung und mit Freude auf die Rückkehr der Bezugsperson reagiert,

spiegelt nach dieser Auffassung ein inneres Arbeitsmodell wider, bei dem das Kind darauf vertraut, daß es Trost bei der Betreuungsperson findet. Das unsicher vermeidende Muster deutet darauf hin, daß das Kind nicht auf die Verfügbarkeit der Betreuungsperson vertraut; in dem unreifen Versuch, die Trennung zu bewältigen, greift es dann zu der Strategie, daß es seine emotionale Erregung frühzeitig unter Kontrolle bringt oder niedrig einstellt, wenig Kummer während der Trennung und deutliches Desinteresse bei der Wiedervereinigung zeigt. Unsicher ambivalent/widerstrebend gebundene Kinder, die bekümmert auf die Trennung reagieren, aber nicht getröstet sind, wenn die Betreuungsperson zurückkehrt, scheinen den Affekt zu übertreiben oder hoch einzustellen, um sich durch diese Strategie die Aufmerksamkeit der Betreuungsperson zu sichern. Das desorganisierte Kind sucht die Nähe der Mutter im allgemeinen auf befremdliche und konfuse Weise, z. B., indem es sich der Mutter rückwärts nähert, sich versteckt, plötzlich mitten in einer Bewegung erstarrt oder einfach in die Luft guckt [...]« (Fonagy, 2009, S. 27).

Eine in der empirischen Forschung zum Bindungsmuster Erwachsener häufig angewendete Klassifikation von Bindungsstilen geht auf Bartholomew (1990) zurück. Hier werden zwei Dimensionen miteinander kombiniert, nämlich Bindungsangst (Angst vor Zurückweisung in oder Abhängigkeit von sozialen Beziehungen), deren Ausprägung mit der Qualität des Selbstmodells kovariiert, und Bindungsvermeidung (Schwierigkeit, sich auf Nähe und Intimität einzulassen), welche aus der Qualität des Objektmodells resultiert. Das kombinierte Vierfelderschema umfasst dann die Kategorien des sicheren (geringe Bindungsangst, geringe Bindungsvermeidung), verstrickten (niedrige Bindungsvermeidung, hohe Bindungsangst), ablehnenden (hohe Bindungsvermeidung, niedrige Bindungsangst) und ängstlich-vermeidenden (hohe Bindungsvermeidung, hohe Bindungsangst) Bindungsmusters.

Gemäß Bartholomew und Horowitz (1991, S. 228, eigene Übersetzung) ist der sichere Bindungstyp »charakterisiert durch Wertschätzung intimer Freundschaften, die Fähigkeit, enge Beziehungen aufrecht zu erhalten ohne persönliche Autonomie zu verlieren, und Kohärenz und Tiefgründigkeit in der Besprechung von Beziehungen und verwandten Themen«. Der verstrickte Bindungsstil wird definiert als »Überinvolviertheit in enge Beziehungen, Abhängigkeit des Gefühls persönlichen Wohlbefindens von der Akzeptanz anderer, eine Tendenz zur Idealisierung anderer, und Inkohärenz und übertriebene Emotionalität in der Diskussion von Beziehungsangelegenheiten«. Den ablehnenden Typen kennzeichnet« ein Runterspielen der Bedeutung enger Beziehungen, eingeschränkte Emotionalität, Betonung von Unabhängigkeit und Eigenständigkeit, und Mangel an Klarheit oder Glaubwürdigkeit in der Diskussion von Beziehungen«. Der ängstliche Bindungsstil wird beschrieben als »charakterisiert durch Vermeidung enger Beziehungen aufgrund von Furcht vor Zurückweisung, einem Gefühl persönlicher Unsicherheit und Misstrauen gegenüber anderen«.

Einer Zusammenfassung der Forschungslage zum Zusammenhang von Bindungssystem und Trauma seien zur Einordnung der zu nennenden Effekte die Ergebnisse einer großen Zwillingsstudie vorangestellt: Eine Untersuchung mit 551 adoleszenten Zwillingspaaren kommt zum Schluss, dass etwa die Hälfte der Unterschiede in der Bindungssicherheit auf nicht geteilte Umwelteinflüsse zurückzuführen ist, während knapp 40 % auf erbliche Einflüsse und die verbleibenden Anteile auf messmethodische Probleme zurückzuführen sind (Fearon, Shmueli-Goetz, Viding, Fonagy & Plomin, 2014). Es macht Sinn, den Zusammenhang zwischen traumatischen Erfahrungen und ihren Folgen auf den Ebenen von Bindungssystem und Psychopathologie getrennt in Bezug auf die folgenden drei Konstellationen zu prüfen.

8.1.1 Wirkung traumatischer Ereignisse auf die Entwicklung des Bindungssystems

Da ist zunächst die Wirkung traumatischer Ereignisse auf das sich in Entwicklung befindliche Bindungssystem. Wie Allen und Fonagy (2015) darstellen, kann die schädigende Wirkung früher traumatischer Erfahrungen als gesichert gelten. Für überdauernde interpersonelle Missbrauchs- und Misshandlungssituationen werden hohe Raten an Diagnosen wie Borderline-Persönlichkeits- oder komplexe posttraumatische Belastungsstörung angeführt, welche aus psychodynamischer Perspektive eng mit Repräsentanzen maligner Beziehungen verwoben sind. Diese Autoren betonen dabei die Notwendigkeit einer Kontextualisierung solcher Ereignisse (▶ Kap. 2). Wie Wörner (2016) darlegt, erschwert der Umstand, dass die Entwicklung eines stabilen Bindungsmusters noch nicht abgeschlossen ist, hier die Prüfung unterschiedlicher Wirkmechanismen zwischen Trauma, Bindung und psychopathologischen Entwicklungen.

8.1.2 Bindung als Risiko- und Resilienzfaktor nach traumatischen Ereignissen

Eine naheliegende Hypothese betreffend solcher Wirkmechanismen liegt in der Annahme, dass dem Bindungssystem im Erwachsenenalter – je nach individueller Ausprägung – die Rolle eines Risiko- bzw. Resilienzfaktors in Bezug auf die Wirkung traumatischer Ereignisse zukommen könnte. Woodhouse, Ayers und Field (2015) stellen meta-analytisch einen moderaten Zusammenhang zwischen ängstlichem und verstricktem Bindungsstil und höheren PTBS-Ausprägungen, sowie zwischen sicherem Bindungsstil und niedrigeren PTBS-Ausprägungen fest. Barazzone, Santos, McGowan und Donaghay-Spire (2019) bestätigen diese Befunde in einer aktuellen systematischen Literaturübersicht im Wesentlichen und schließen des Weiteren aus ihren Ergebnissen, dass insbesondere interpersonelle Traumata in ihrer Wirkung mit dem Bindungssystem zusammenhängen und dass Bindungsangst ein stärkerer Risikofaktor ist als Bindungsvermeidung.

Diese zusammenfassenden Ergebnisse seien an zwei Studien – einem längs- und einem querschnittlichen Design – zum Verlauf posttraumatischer Symptome nach frühem Verlust eines Kindes veranschaulicht. Scheidt et al. (2012) untersuchten 33 Frauen nach Fehlgeburt oder perinatalem Verlust eines Kindes mit einem Bindungsinterview. Ein zu Beginn der Untersuchung festgestellter sicherer Bindungsstil sagte niedrigere Werte in Angst-, Depressions- und PTBS-Massen neun Monate später vorher (bivariate Zusammenhänge). Ein verstrickter Bindungsstil korrelierte dagegen positiv mit Symptomen von Trauer, Angst, Depression, Somatisierung, Stress und PTBS. In einem Regressionsmodell zur Prüfung des Vorhersagewertes von zwölf Variablen für die Ausprägung von PTBS-Symptomen nach neun Monaten erwies sich der verstrickte Bindungsstil als einziger signifikanter Prädiktor mit 41,6 % Varianzaufklärung.

Im Zusammenhang einer Studie von Geschlechterunterschieden untersuchten Christiansen, Olff und Elklit (2014) die Schwere der PTBS-Symptomatik in Abhängigkeit der Ausprägung von Bindungsangst und Bindungsvermeidung in einer großen Stichprobe von Eltern, welche ein Kind während der Schwangerschaft, bei der Geburt oder während des ersten Lebensjahrs verloren hatten. Bindungsangst und Bindungsvermeidung erklärten bei den betroffenen Frauen 28 % der PTBS-Symptome über die Wirkung des Faktors Zeit seit Verlust des Kindes hinaus (diese Zeitspanne variierte in dieser Stichprobe zwischen einem Monat und 18 Jahren), bei den betroffenen Männern 15 %. Den Unterschied zwischen Frauen und Männern halten die Autoren dabei für nicht klinisch relevant, da der moderierende Effekt des Geschlechts in multivariaten Analysen, welche weitere Faktoren berücksichtigten, nicht signifikant war. Querschnittliche Untersuchungen wie die von Christiansen et al. (2014) haben natürlich den Nachteil, dass sich nicht beurteilen lässt, ob der Bindungsstil die Ausprägung der PTBS-Symptome beeinflusst oder die Traumatisierung (hier über den PTBS-Schweregrad operationalisiert) auf das Bindungssystem einwirkt.

8.1.3 Können traumatische Erfahrungen ein bereits stabilisiertes Bindungsmuster nachhaltig verändern?

Die spannende Frage, ob traumatische Erfahrungen das erwachsene Bindungssystem verändern können, stellt den aktuellen Abschnitt in den Kontext von Persönlichkeitsstrukturen und Objektbeziehungsrepräsentanzen als Wirkort traumatischer Erfahrungen (▸ Kap. 3.5). Um mögliche Effekte traumatischer Erfahrungen auf das Bindungssystem einordnen zu können, macht ein genereller Blick auf die Stabilität von Bindungsmustern Sinn. Eine Meta-Analyse von Fraley (2002) untersuchte die Stabilität des Bindungsmusters in 27 Stichproben mit insgesamt 1410 ProbandInnen, eingeschätzt im Alter von einem Jahr und dann – je nach Studie – erneut in einem von einem Monat bis 21 Jahre variierenden Abstand. Dabei fand sich eine durchschnittliche Korrelation der Bindungsmuster von $r = .39$, was also einem nur moderaten Stabilitätseffekt entspricht. In einer prospektiven Studie (Kirkpatrick & Hazan, 1994) mit einer Stichprobe von 177 Personen (Durchschnittsalter zu Studienbeginn 41,3 Jahre) wiesen knapp 70 % der ProbandInnen nach vier Jahren noch das gleiche Bindungsmuster (Kategorien sicher, vermeidend und ambivalent) auf wie zu Studienbeginn. Ein interessanter

Effekt wurde in der Interaktion des vorbestehenden Bindungsstils und des Verlusts einer partnerschaftlichen Beziehung deutlich. 90 % der anfangs sicher gebundenen Personen, welche keinen Beziehungsabbruch während des Beobachtungszeitraums erlebten, waren anschließend immer noch sicher gebunden. Bei anfangs sicher gebundenen Personen mit Beziehungsabbruch war dies nur in 50 % der Fälle so. Solche Befunde zur Wirkung belastender Lebensereignisse geben Raum für die Hypothese, dass traumatische Ereignisse auch im Erwachsenenalter das Bindungsmuster beeinflussen könnten.

Wie Wörner (2016) feststellt, liegen zum Effekt traumatischer Erfahrungen auf das Bindungssystem bedauerlicher Weise kaum longitudinale Studien vor. Eine Ausnahme stellen die Untersuchungen von Solomon, Dekel und Mikulincer (2008) und Mikulincer, Ein-Dor, Solomon und Shaver (2011) dar. Diese AutorInnen verglichen eine Gruppe von Veteranen des Yom Kippur Kriegs, welche in ägyptischer oder syrischer Kriegsgefangenschaft psychisch und körperlich gefoltert wurden, mit einer Vergleichsgruppe von Veteranen, welcher eine Kriegsgefangenschaft erspart blieb. 18 und 30 Jahre nach Kriegsende wurden die Soldaten untersucht, wobei Bindungsangst und -vermeidung sowie PTBS-Symptome erhoben wurden. In Regressionsanalysen des Bindungslevels zum zweiten Messzeitpunkt, in welche alle drei Variablen – wie zum ersten Zeitpunkt gemessen – als Prädiktoren aufgenommen wurden, sagten die PTBS-Symptome signifikant das Ausmaß an Bindungsangst und -vermeidung vorher (Solomon et al., 2008). Mikulincer et al. (2011) erweiterten den Untersuchungszeitraum um einen dritten Messzeitpunkt 35 Jahre nach Kriegsende und nutzten die sich hierdurch ergebenden Möglichkeiten für sophistizierte statistische Analysemethoden in Form latenter Wachstumskurvenmodelle. Sie stellen in der Veteranengruppe mit Kriegsgefangenschaft ein kontinuierliches Anwachsen von Bindungsangst und -vermeidung fest, während in der Veteranengruppe ohne Kriegsgefangenschaft die Ausprägungen in beiden Variablen rückläufig waren. PTBS-Symptome zum ersten Messzeitpunkt besaßen keine Vorhersagekraft für diese Entwicklungen, waren aber zu allen drei Messzeitpunkten querschnittlich mit der Bindungsunsicherheit korreliert. Aus diesen Ergebnissen folgern sie, dass »[…] komplexe Traumata Bindungsorientierungen verändern können« (S. 975–976, eigene Übersetzung).

Zu einem anderen Ergebnis kommen Besser und Neria (2010). Diese Autoren untersuchten eine Stichprobe von 133 israelischen Studierenden, welche während des Israel-Gaza Kriegs 2008-2009 aufgrund von Raketenbeschuss ihrer Universitätsregion evakuiert werden mussten, während des Kriegs und vier Monate später. Mittels einer sogenannten *cross-lagged-panel*-Analyse stellen sie fest, dass Bindungsangst zum ersten Messzeitpunkt PTBS-Symptome zum zweiten Messzeitpunkt vorhersagt, nicht jedoch umgekehrt. Wie lässt sich verstehen, dass zwei israelische Studien zu so unterschiedlichen Ergebnissen kommen? Einerseits fallen natürlich deutliche Unterschiede bezüglich der Komplexität der Traumatisierung und hinsichtlich des zeitlichen Abstands der Untersuchungszeitpunkte zu den traumatischen Ereignissen auf. Insbesondere lohnt sich jedoch ein Blick auf die angewendeten statistischen Analyseverfahren. So bezweifelt Gräser (2008) die Validität von auf *cross-lagged-panel*-Analysen beruhenden Ergebnissen, da diese von zweifelhaften Voraussetzungen betreffend der Ursachen von Stabilität einer Variable übe mehrere Messzeitpunkte hinweg ausgehen. Unabhängig von der Erklärung dieser widersprüchlichen Ergebnisse imponiert die Studienlage zum Einfluss traumatischer Erfahrungen auf das erwachsene Bindungssystem jedoch vor allem durch einen eklatanten Mangel an prospektiven Forschungsprojekten.

8.2 Trauma und Mentalisierung

Die Interkation mit den ersten Bezugspersonen ist aber nicht nur für die Qualität des Bindungsmusters entscheidend, sondern wird in einen engen Zusammenhang mit der Entwicklung der sozialen Kognition gestellt. Die Fähigkeit der Mentalisierung definieren Fonagy, Bateman und Luyten (2015, S. 23) als »imaginative mentale Aktivität, die es uns ermöglicht, menschliches Verhalten unter Bezugnahme auf intentionale mentale Zustände (z. B. Bedürfnisse, Wünsche, Gefühle, Überzeugungen, Ziele, Zwecksetzungen und Beweggründe) wahrzunehmen und zu interpretieren«. Als eng verbunden mit dieser Fähigkeit betrachten diese Autoren weitere Ich-Funktionen wie die Affektrepräsentation und -regulation, Aufmerksamkeitssteuerung sowie Entwicklung einer kohärenten Selbststruktur. In der Entwicklung des Mentalisierens werden mehrere prä-mentalisierende Modi unterschieden.

Im entwicklungsgeschichtlich frühesten Stadium, dem teleologischen Modus, verfügen Kleinkinder gemäß Staun (2017) bis zum 15. Monat noch nicht über Vorstellungen von motivierenden Ursachen.

> »Stattdessen hat in dieser frühen Phase der psychischen Entwicklung zunächst nur das Bedeutung, was auch real beobachtet oder physisch erlebt werden kann (Fonagy et al. 2004). Im Kleinkindalter muss die Umwelt auf die Bedürfnisse und Affekte des Babys reagieren. [...] Nur Handlungen können verändern. Dabei müssen Handlungen das jeweils ›richtige Ziel‹ (*telos*) treffen. Die Mütter müssen herausfinden, ob das Kind schlecht liegt, unruhig ist oder gerade mehr oder weniger Nähe und Kontakt benötigt« (Staun, 2017, S. 100).

Wie Schultz-Venrath und Döring (2011) beschreiben, können therapeutische wie außertherapeutische Beziehungen leicht von Erwartungen überfordert werden, wenn ein solcher Anspruch auch in späteren Lebensphasen vorliegt. Ausagieren anstelle des Mentalisierens von Emotionen – sei es in delinquentem oder selbstverletzendem Verhalten – ist eine weitere spätere Manifestationsform des teleologischen Modus.

Auf den teleologischen Modus folgen die Modi der psychischen Äquivalenz (gemäß Staun [2017] bis zum 20. Lebensmonat vorhanden) und der Als-ob-Modus, aus deren Integration sich dann bis zum vierten Lebensjahr (Wimmer & Perner, 1983) das Mentalisieren entwickelt. Im Modus der psychischen Äquivalenz wird die äußere Welt von sehr kleinen Kindern noch nicht von ihren mentalen Repräsentationen unterschieden (»Die Welt *ist* so, wie [...] innerlich repräsentiert« [Allen, Fonagy & Bateman, 2011, S. 130, Hervorhebung im Original]). So wird etwa das Angstpotenzial mentaler Phänomene wie Phantasien bei Kleinkindern verständlich. In therapeutischen Situationen mit Erwachsenen deuten etwa »rigide unflexible Gedankenprozesse, unangemessene Überzeugung, im Recht zu sein, Ansprüche, »ganz genau zu wissen«, was der andere denkt oder warum er so gehandelt hat« auf die Aktivierung des Äquivalenzmodus' hin (Schultz-Venrath & Döring, 2011, S. 15). Der gegenteilige Fall ist beim Als-ob-Modus zu beobachten: das spielende

Kind weiß jetzt, dass seine Phantasien nicht der äußeren Realität entsprechen, koppelt aber beide strikt ab. Im therapeutischen Kontakt kann die Aktivierung dieses Modus in Form einer ineffektiven Pseudomentalisierung sichtbar werden: »Während das Gespräch klingt, als ob eine Mentalisierung stattfinde, zeigt sich, dass die beschriebenen psychischen Zustände ohne tieferen Sinn sind und wenig Ähnlichkeit mit eigentlichem Denken, Fühlen oder beidem aufweisen« (Schultz-Venrath & Döring, 2011, S. 16). In der Integration dieser beiden Modi im mentalisierenden Modus wird es möglich, mentale Zustände weder als völlig realistisch (Äquivalenzmodus) noch als völlig unrealistisch (Als-ob-Modus), sondern »als Repräsentation möglicher Perspektiven auf die Realität« (Allen et al., 2011, S. 130) anzuerkennen.

Die Annahme eines Zusammenhangs zwischen Mentalisierung und Trauma liegt aus mehreren Gründen nahe. Sharp et al. (2012) zitieren Befunde zum Zusammenhang von PTBS, verringerter Partnerschaftsqualität und sozialer Unterstützung sowie begrenzter Offenlegung und Anerkennung traumatischer Erfahrungen und weisen auf die diesen interpersonalen Konstrukten zugrundeliegende Dimension sozialer Kognitionen hin. Des Weiteren werden typische Symptome in der Folge traumatischer Ereignisse immer wieder mit spezifischen Mentalisierungsmodi in Verbindung gebracht. Hier sind etwa das Gefühl, das traumatische Ereignis im Flashback erneut zu erleben (Modus der psychischen Äquivalenz; Allen et al., 2011), oder Abkoppelung des Erlebens von der äußeren Realität in dissoziativen Erfahrungen (Als-ob-Modus; Fonagy, 2009) zu nennen. Aber auch schon auf Ebene des Risikos, wiederholt Opfer interpersoneller Traumatisierungen zu werden, erkennen Sharp et al. (2012) eine wichtige Rolle sozial-kognitiver Fähigkeiten und verweisen dabei auf eine Studie von DePrince (2005). Diese Autorin stellte einen Zusammenhang von frühen Traumatisierungen innerhalb von Abhängigkeitsbeziehungen, pathologischer Dissoziation, dem Retraumatisierungsrisiko und Defiziten in spezifischen sozialen Kognitionen fest. Dabei handelte es sich um die Fähigkeit, Verletzungen sozialer Regeln und von Vorsichtsmaßnahmen zu erkennen. Die Beurteilung abstrakter Regeln war dagegen nicht mit den anderen Variablen assoziiert. DePrince nimmt deshalb an, dass Kinder zum Schutz der lebenserhaltenen Bindungsbeziehung das Bewusstsein über den Missbrauch mittels dissoziativer Mechanismen abwehren und nicht lernen, Grenzüberschreitungen zu erkennen und spätere potenzielle TäterInnen zu vermeiden.

Im Folgenden wird deshalb die empirische Forschungslage zum Zusammenhang von Mentalisierung und Trauma umrissen. Grote (2016) sowie Fonagy, Luyten, Allison und Campbell (2017) führen eine ständig wachsende Evidenz an, welche die Beeinträchtigung der Entwicklung sozialkognitiver Fähigkeiten wie der Mentalisierung durch Kindesmisshandlungen belegen. Plana, Lavoie, Battaglia und Achim (2014) führten eine erste Meta-Analyse zum Zusammenhang von Trauma, PTBS und sozial-kognitiven Fähigkeiten bei erwachsenen Probanden durch. An dieser Studie ist besonders spannend, dass die Bedingung der PTBS-Diagnose mit anderen DSM-IV-Angststörungen verglichen wurde. Dabei wurde deutlich, dass sich für unterschiedliche Aspekte solcher Fähigkeiten störungsspezifische Zusammenhänge ergeben. So war einzig die PTBS (4 Studien) durch reduzierte Emotionserkennungsfähigkeiten charakterisiert, im Gegensatz etwa zu sozialer Phobie (10 Studien), generalisierter Angststörung (2 Studien), Zwangsstörungen (12 Studien), oder Panikstörung (2 Studien). Ganz anders der Befund betreffend Verzerrungen in attributionalen Prozessen. Hier wurden solche Verzerrungen (bspw. depressiver Attributionsstil) bei sozialer Phobie (6 Studien), generalisierter Angststörung (2 Studien) und Panikstörung (4 Studien) gefunden, nicht aber bei PTBS (2 Studien). So spannend diese Ergebnisse sind, so ernüchtern ist doch die geringe Anzahl vorliegender Studien, auf welchen sie beruhen. Dies war besonders eklatant in Bezug auf Studien, welche explizit die Mentalisierungfähigkeit betrachteten: Hier fand sich eine stark reduzierte Mentalisierungsfähigkeit in der einzigen Studie mit Probanden mit PTBS-Diagnose, während bei sozialer Phobie (ebenfalls nur eine Studie) und Zwangsstörungen (2 Studien) vernachlässigbare Effektstärken gefunden wurden. Vermutlich vor dem Hintergrund dieser dünnen Datenlage unterscheidet eine aktuelle Meta-Analyse gar nicht erst zwischen den verschiedenen sozial-kognitiven Aufgabentypen (Stevens & Jovanovic, 2019). Diese Autorinnen berücksichtigten 11 Studien, welche sozialkognitive Fähigkeiten wie Emotionserkennung oder Mentalisierung bei an PTBS erkrankten ProbandInnen mit denen von Traumakontrollen (Personen, die ein traumatisches Ereignis erlebt, aber keine PTBS entwickelt haben) und gesunden ProbandInnen. Sie stellen reduzierte Fähigkeiten in der PTBS-Gruppe im Vergleich zu Traumakontrollen (Effektstärke –.94) und Gesunden (Effektstärke –.70) fest. Das bedeutet, nicht das Erleben eines potenziell traumatischen Ereignisses für sich, sondern die Entwicklung einer posttraumatischen Belastungsstörung nach einem solchen Ereignis ist mit reduzierten sozial-kognitiven Fähigkeiten verbunden. Die querschnittlichen Designs der berücksichtigten Studien ermöglichen allerdings keine Schlussfolgerungen darüber, ob Mentalisierung und verwandte Konstrukte ein Risiko-/Resilienzfaktor hinsichtlich der Wirkung potenziell traumatischer Ereignisse sind oder ob die Traumafolgestörung ihrerseits die sozialkognitiven Fähigkeiten schädigt.

8.3 Trauma und epistemisches Vertrauen[30]

Lange Zeit wurde angenommen, dass die Entwicklung einer sicheren Bindung die Grundlage ist, auf welcher Kinder bis zum vierten Lebensjahr eine realitätsangemessene *theory of mind* entwickeln. Dabei werden Faktoren wie die kontingente emotionale Responsivität der Mutter, welche sich in angemessenem, aber markiertem Spiegeln der kindlichen Emotionen zeigt, als zentral angesehen (Allen et al., 2011). Dies schien belegt von Studienergebnissen unter dem sogenannten *false belief*-Paradigma (Wimmer & Perner, 1983). Hierbei musste ein Kind erklären, wo ein beobachteter Protagonist nach einem Gegenstand sucht, wenn dieser ohne sein Wissen an einem neuen Ort versteckt wurde. Diese Aufgabe wurde von dreijährigen Kindern nicht korrekt gelöst, wohl aber von 57 % der vier- und 86 % der fünfjährigen Kinder. Inzwischen haben jedoch Studien, welche auf sprachbasierte Instruktionen wie in der genannten Studie verzichten, zeigen können, dass Kinder bereits im ersten Lebensjahr über präzise implizite Vorstellungen von den Annahmen anderer Personen verfügen. Aus ihren bahnbrechenden Ergebnis-

30 Den Hinweis auf die in diesem Abschnitt referierten Studien verdanke ich Gergely (2018)

sen aus der Messung visueller Fixationszeiten beim Beobachten eines Schlumpfes, dessen Erwartungen betreffend eines versteckten Balls bestätigt oder verletzt werden, schlussfolgern Kovács, Téglás und Endress (2010, S. 1834, eigene Übersetzung): »Folglich, von sieben Monaten an, ein Alter in welchem Kinder Ziele und Intentionalität attribuieren (14), berechnen Menschen automatisch Annahmen anderer und scheinen diese in ihrem Geist festzuhalten als alternative Repräsentationen der Umwelt«. Andere Studien haben korrekte Mentalisierungsleistungen im Alter von 17 (Southgate, Chevallier & Csibra, 2010) und 24 Monaten (Southgate, Senju & Csibra, 2007) anhand von Handlungen und Blickbewegungen bestätigt. Damit ergibt sich die Notwendigkeit, den Zusammenhang von Bindung und Mentalisierung neu zu überdenken. Diese fruchtbare Entwicklung hat dem Konzept des epistemischen Vertrauens Auftrieb gegeben (Fonagy et al., 2017). Hier wird ein dem Menschen spezifischer kommunikativer Instinkt angenommen, welcher das Lernen und Generalisieren kulturrelevanter Information sicherstellt. Dabei verleihen, wie die empirische Forschung zeigen konnte (Egyed, Kiraly & Gergely, 2013), spezifische kommunikative Hinweisreize wie Blickkontakt oder Ammensprache dem Lerninhalt Relevanz[31]. Gleichzeitig soll eine Veranlagung zur kritischen Prüfung der Vertrauenswürdigkeit eines Gegenübers – epistemische Vigilanz – vor einem Missbrauch der angeborenen Lernbereitschaft schützen. Diese Bereitschaft kann jedoch unter ungünstigen Bedingungen in dauerhaftes epistemisches Misstrauen umschlagen kann. Prototypische Bedingungen für eine solche Entwicklung sind natürlich Erfahrungen von Misshandlung oder Missbrauch in der Kindheit, welche ihre schädliche Wirkung auf die Entwicklung der sozialen Kognition sowohl über die Lernbereitschaft als auch über die vermittelten inneren Arbeitsmodelle von Beziehungen ausüben. So beschreiben Fonagy et al. (2017) eine Abfolge von Kindesmisshandlung, epistemischer Hypervigilanz und Hyper- oder

31 Egyed et al. (2013) konnten zeigen, dass 18 Monate alte Kinder von einem Gegenüber gezeigte Präferenzen in Bezug auf spezifische Objekte nur dann auf andere Personen generalisierten, wenn deren Vermittlung von solchen ostentativen Signalen begleitet war. Andernfalls wurde die entsprechende Präferenz nur mit dem individuellen Gegenüber, welches sie gezeigt hatte, in Verbindung gebracht.

Pseudomentalisierung in Adoleszenten mit Borderline-Persönlichkeitsstörung, welche im weiteren Lebensverlauf in epistemisches Misstrauen übergeht. Dass der resultierende rigide Widerstand in sozialen Lernsituationen naheliegender Weise eine Herausforderung für die therapeutische Situation darstellt (Fonagy & Allison, 2014), veranschaulicht die Anwendungsrelevanz des Konzepts des epistemischen Vertrauens.

Die Schädigung epistemischen Vertrauens lässt sich als weiterer und hochspannender Mechanismus der Schädigung von Persönlichkeitsstrukturen und Objektbeziehungsrepräsentationen (▶ Kap. 3.5) verstehen. Die beschriebenen konzeptuellen Weiterentwicklungen belegen dabei nicht nur eindrücklich die Bedeutung empirischer Forschung, sondern auch die Notwendigkeit fortgesetzter Hinterfragung ihrer Methoden, Ergebnisse und deren jeweils zeitgenössischer Interpretation. Mit großer Spannung darf erwartet werden, wie das Feld der empirischen psychotraumatologischen Forschung vom Konzept des epistemischen Vertrauens und seiner Verletzung im interpersonellen Trauma profitieren wird.

Zusammenfassung

Gemessen an der prominenten Rolle, welche traumatischen Erfahrungen in zahlreichen Publikationen der Bindungs- und Mentalisierungstheorie zugewiesen wird, ist die Datenlage zum Einfluss traumatischer Ereignisse im Erwachsenenalter auf diese beiden Konstrukte ernüchternd. Dabei kommt einem potenziellen malignen Einfluss solcher Erfahrungen auf das Bindungssystem und soziale Kognitionen möglicherweise eine Schlüsselfunktion zum Verständnis der Wirkung von Traumatisierungen zu. Die dargestellte Interaktion von Forschungsbefunden und konzeptuellen Weiterentwicklungen belegt eindrücklich die fundamentale Bedeutung empirischer Forschung für die Theoriebildung. Genauso eindrücklich ist jedoch die Notwendigkeit einer kritischen Distanz zu Forschungsergebnissen, deren Methoden und Interpretation immer wieder neu zu hinterfragen sind.

Literatur zur vertiefenden Lektüre

Allen, J. B., Fonagy, P., & Bateman, A. W. (2011). *Mentalisieren in der psychotherapeutischen Praxis*. Stuttgart: Klett-Cotta.

Fonagy, P., Luyten, P., Allison, E., & Campbell, C. (2017). What we have changed our minds about: Part 2. Borderline personality disorder, epistemic trust and the developmental significance of social communication. *Borderline Personality Disorder and Emotion Dysregulation, 4*(9), DOI 10.1186/s40479-40017-40062-40478.

Fragen zum weiteren Nachdenken

- Welche therapeutischen Beobachtungen in der Traumaverarbeitung könnten mit unterschiedlichen Bindungsmustern und Mentalisierungsstilen korrespondieren?
- Wie könnte ein geeignetes Forschungsdesign zur Interaktion traumatischer Erfahrungen mit dem Konzept des epistemischen Vertrauens aussehen?

9 Zusammenfassung

Psychodynamisch orientierte KlinikerInnen und ForscherInnen haben mit ihren Beiträgen zur Entwicklung der Psychotraumatologie Allgemeinplätze geprägt, für welche die Aufnahme der Diagnose der komplexen posttraumatischen Belastungsstörung ins ICD-11 prototypisch stehen kann. Zum Verständnis der traumatischen Erfahrung und ihrer Folgen betonen psychoanalytische Konzepte unter anderem die folgenden Dimensionen. Trauma lässt sich nicht als objektives Ereignis, sondern nur als subjektive Erfahrung verstehen. Ein Verständnis dieser Subjektivität erfordert eine Würdigung prätraumatischer Faktoren und ihres Einflusses auf aktuelle Lebensthemen. Für die Erklärung von Traumafolgestörungen verschiebt sich das Augenmerk von der Ausprägung einer eher normativen unmittelbaren Reaktion bei erlebter Hilflosigkeit, Zusammenbruch der Abwehr und Regression zu Faktoren, welche ihr Persistieren erklären. Im Zentrum solcher Faktoren steht ein Wechselspiel früherer und aktueller interaktionaler Erfahrungen. Ein aus der Perspektive einer Zwei-Personen-Psychologie zu verstehender Vermeidungsbedarf verhindert das für Durcharbeiten und Integrieren der traumatischen Erfahrung notwendige Erleben und Ausdrücken des eigenen kognitiv-emotionalen Zustands. Solche Auswirkungen früher Interaktionserfahrungen, welche in Form verinnerlichter Objektbeziehungen repräsentiert werden, interagieren mit aktuellen Erfahrungen, welche Trauma zu einem nicht abschließbaren sozialen Prozess machen. Zentraler Wirkort der traumatischen Erfahrung ist die persönlichkeitsstrukturelle Ebene. Im Bereich der Abwehr kann dabei eine Verschiebung hin zu dissoziativen Mechanismen als definierend angesehen werden. Aber auch den zersetzenden Auswirkungen auf die inneren Selbst- und Objektrepräsentanzen wird eine Schlüsselrolle zum Verständnis insbesondere interpersoneller traumatischer Erfahrungen beigemessen. Vermeidungsbedarf wie strukturelle Veränderungen werden dann ihrerseits mit einer eingeschränkten Möglichkeit zu Symbolisierung und Integration der traumatischen Erfahrung in Verbindung gebracht. Während viele dieser Annahmen in Einklang mit verfügbaren Forschungsergebnissen stehen, fordern andernorts widersprüchliche oder fehlende empirische Daten zur Weiterentwicklung von Konzepten und Forschungsbemühungen heraus. So wie dem Traum eine zentrale Bedeutung in der Entwicklung der Psychoanalyse zukam, könnte dem wissenschaftlichem Studium des posttraumatischen Albtraums eine spannende Rolle bei der weiteren Entwicklung der psychoanalytischen Psychotraumatologie zukommen.

Ein Detailblick auf die Evidenzlage zur Traumatherapie resultiert in einer doppelten Überraschung. Die Evidenzlage der sogenannten evidenzbasierten Ansätze fällt sehr viel ernüchternder aus, als dies gemeinhin transportiert wird, diejenige der psychodynamischen Traumatherapie sehr viel breiter als erwartet. Worin kann der Beitrag der Psychoanalyse zur Traumatherapie liegen? Für die gemäß Kläuis (2010) Darstellung auf Symptomreduktion zielende erste Phase der Entwicklung der Psychoanalyse wurden in Kapitel 1 wesentliche Parallelen zu aktuellen Therapieverfahren herausgearbeitet. Die Auseinandersetzung mit den Grenzen eines symptomfokussierten Vorgehens resultierte dann in der Entwicklung des Übertragungskonzepts. Somit liegt es nahe, das tiefe Verständnis menschlicher Interaktion, für welches 125 Jahre psychoanalytischen Arbeitens den Boden gelegt haben, als sinnvollen und genuin psychoanalytischen Beitrag zur Traumatherapie anzuführen. Dieses Verständnis lässt sich dann in Konzepten wie der Zwei-Personen-Psychologie, der Übertragungs-Gegenübertragungsdynamik, oder der Verwechslung von Würde und Leistung operationalisieren und auf das Durcharbeiten der traumatischen Erfahrung anwenden. Ein solches Durcharbeiten kann auf den Ebenen des Traumanarrativs, der Lebensgeschichte, des aktuellen Lebenskontexts und der therapeutischen Beziehung erfolgen und in Verbindung dieser Ebenen Bedeutungen generieren. Dies stattet den psychoanalytischen Ansatz nicht nur mit einer einzigartigen Flexibilität aus, sondern macht ihn zu einer wirklichen Alternative zu anderen Herangehensweisen. Freuds Mahnung, dass PatientInnen- und TherapeutInnenvariablen (also die »Verschiedenheit der in Betracht kommenden psychischen Konstellationen« [Freud, 1913, S. 454] und die Persönlichkeitskonstitution des Therapeuten [Freud, 1912]) unterschiedliche technische Ansätze erforderlich machen können, betont die Wichtigkeit, PatientInnen wie TherapeutInnen tatsächliche Behandlungsalternativen anbieten zu können. Aber auch – und das macht die längst nicht vollständige Datenlage zur psychodynamischen Traumatherapie bereits klar – dem psychoanalytischen Ansatz bleibt die Erfahrung der Grenzen der Behandelbarkeit von Traumafolgen nicht erspart. Dies lässt erneut an die unter dem Begriff einer Mangelanthropologie (Kläui, 2010) zusammengefassten Grenzen therapeutischer Wirkmächtigkeit denken und eine Haltung evidenzbasierter Bescheidenheit (Wittmann, 2019) angemessen erscheinen. Mit Konzepten des Mangels, des Nichtwissens, der Würde und passiver Modi kann die Psychoanalyse auch hier Alternativen zu einer womöglich kontraphobischen Technisierungstendenz anbieten.

Aber nicht nur die therapeutische Perspektive weist auf Grenzen hin. Auch die dargestellten Forschungsmethoden, mit ihnen erzielte Ergebnisse und ihre sich immer wieder als verfrüht erweisenden Interpretationen mahnen zu Bescheidenheit. Genauso wenig wie uns jedoch die Anerkennung der Grenzen im Bereich der Traumatherapie von der bestmöglichen Arbeit mit traumatisierten Menschen abhalten darf, kann die Begrenztheit unserer Forschungsbemühungen die Notwendigkeit, unser vermeintliches Expertenwissen immer wieder neu empirisch zu hinterfragen, relativieren. Einige der zahlreichen möglichen Ansatzpunkte solcher Infragestellungen auszuleuchten war eines der Ziele des vorliegenden Bandes.

Literaturverzeichnis

Abraham, K. (1919). Zur Psychoanalyse der Kriegsneurosen. Erstes Koreferat. *Internationale Psychoanalytische Bibliothek, 1*, 31–41.

Alexander, F. & French, T. M. (1946). *Psychoanalytic therapy: Principles and application*. New York: Ronald Press.

Alexander, J. C. (2004). Toward a Theory of Cultural Trauma. In R. Eyerman (Ed.), *Cultural trauma and collective identity* (S. 1–30). Berkeley, CA: University of California Press.

Allen, J. B. & Fonagy, P. (2015). Trauma. In P. Luyten, L. C. Mayes, M. Target, P. Fonagy & S. Blatt (Ed.), *Handbook of psychodynamic approaches to psychopathology* (S. 165–198). New York, NY: Guilford Press.

Allen, J. B., Fonagy, P. & Bateman, A. W. (2011). *Mentalisieren in der psychotherapeutischen Praxis*. Stuttgart: Klett-Cotta.

Andreu, J. M., Pena, M. E. & de La Cruz, M. A. (2017). Psychometric evaluation of the Posttraumatic Cognitions Inventory (PTCI) in female survivors of sexual assault. *Women Health, 57*(4), 463–477.

APA. (1980). *Diagnostic and statistical manual of mental disorders (DSM III)*. Washington, DC: American Psychiatric Association.

APA. (2001). *Diagnostisches und Statistisches Manual Psychischer Störungen –Textrevision – DSM-IV-TR. Deutsche Bearbeitung und Einführung von Saß, H., Wittchen, H.-U., Zaudig, M. & Houben, I.* Göttingen: Hogrefe.

APA. (2013). *Diagnostic and statistical manual of mental disorders (5th ed.)*. Washington, DC: Author.

APA. (2017). Clinical practice guideline for the treatment of PTSD. Zugriff am 26.10.2018 unter https://www.apa.org/ptsd-guideline/ptsd.pdf

Ayers, S., Rados, S. N. & Balouch, S. (2015). Narratives of traumatic birth: Quality and changes over time. *Psychol Trauma, 7*(3), 234–242.

Balint, M. (1966). Die technischen Experimente Sandor Ferenczis. *Psyche, 20*(12), 904–925.

Barak, A. & Grohol, J. M. (2011). Current and future trends in internet-supported mental health interventions. *Journal of Technology in Human Services, 29*(3), 155–196.

Baranger, M., Baranger, W. & Mom, J. M. (1988). The infantile psychic trauma from us to Freud: pure trauma, retroactivity and reconstruction. *Int J Psychoanal, 69 (Pt 1)*, 113–128.

Barazzone, N., Santos, I., McGowan, J. & Donaghay-Spire, E. (2019). The links between adult attachment and post-traumatic stress: A systematic review. *Psychology and psychotherapy: theory, research and practice, 92*, 131–147.

Bartheimer, L. H., Kubie, L. S., Menninger, K. A., Romano, J. & Whitehorn, J. C. (1946). Combat exhaustion. *Journal of Nervous and Mental Disease, 104*, 489–525.

Bartholomew, K. (1990). Avoidance of intimacy: An attachment perspective. *Journal of Social and Personal Relationships, 7*, 147–178.

Bartholomew, K. & Horowitz, L. M. (1991). Attachment styles among young Adults: A test of a four-category model. *Journal of Personality and Social Psychology, 61*(2), 226–244.

Basoglu, M., Mineka, S., Paker, M., Aker, T., Livanou, M. & Gok, S. (1997). Psychological preparedness for trauma as a protective factor in survivors of torture. *Psychol Med, 27*(6), 1421–1433.

Bastiaans, J. & van der Horst, L. (1957). *Psychosomatische gevolgen van onderdrukking en verzet*. Amsterdam: Noord-Hollandsche Uitgevers Maatschappij.

Bebermeier, A. (2014). *Kurzfristige und langfristige Effekte der Psychodynamisch Imaginativen Traumatherapie und ihrer Bestandteile auf Ressourcenaktivierung und Symptomreduktion*. Bielefeld: Fakultät für Psychologie und Sportwissenschaften der Universität Bielefeld.

Becker, D. (2007). *Die Erfindung des Traumas – Verflochtene Geschichten*. Berlin: Freitag Mediengesellschaft.

Bell, M. D. (1992). *The manual for the Bell object relations and reality testing inventory*. Los Angeles, CA: Western Psychological Services.

Benecke, C. (2018). *Negative Affekte in der Psychotherapie*. Stuttgart: Kohlhammer.

Benish, S. G., Imel, Z. E. & Wampold, B. E. (2008). The relative efficacy of bona fide psychotherapies for treating post-traumatic stress disorder: a meta-analysis of direct comparisons. *Clinical psychology review, 28*(5), 746–758.

Berntsen, D., Willert, M. & Rubin, D. C. (2003). Splintered memories or vivid landmarks? Qualities and organization of traumatic memories with and without PTSD. *Applied cognitive psychology, 17*, 675–693.

Besser, A. & Neria, Y. (2010). The effects of insecure attachment orientations and perceived social support on posttraumatic stress and depressive symptoms among civilians exposed to the 2009 Israel-Gaza war: a follow-up cross-lagged panel design study. *Journal of research in personality, 44*, 335–341.

Bettelheim, B. (1943). Individual and mass behavior in extreme situations. *Journal of Abnormal and Social Psychology, 38*(4), 417–452.

Binswanger, R. & Wittmann, L. (2019). Reconsidering Freud's dream theory. *International Journal of Dream Research, 12*(1), 103–111.

Bion, W. R. (1970). *Attention and interpretation: A scientific approach to insight in psycho-analysis and groups*. London: Tavistock.

Bisson, J. I., Ehlers, A., Matthews, R., Pilling, S., Richards, D. & Turner, S. (2007). Psychological treatments for chronic post-traumatic stress disorder. Systematic review and meta-analysis. *British Journal of Psychiatry, 190*, 97–104.

Bleiberg, K. L. & Markowitz, J. C. (2005). A pilot study of interpersonal psychotherapy for posttraumatic stress disorder. *Am J Psychiatry, 162*(1), 181–183.

Bohleber, W. (2000). Die Entwicklung der Traumatheorie in der Psychoanalyse. *Psyche, 54*(9–10), 797–839.

Bohleber, W. (2007). Erinnerung, Trauma und kollektives Gedächtnis – Der Kampf um die Erinnerung in der Psychoanalyse. *Psyche, 61*, 293–321.

Botella, C., Serrano, B., Banos, R. M. & Garcia-Palacios, A. (2015). Virtual reality exposure-based therapy for the treatment of post-traumatic stress disorder: a review of its efficacy, the adequacy of the treatment protocol, and its acceptability. *Neuropsychiatr Dis Treat, 11*, 2533–2545.

Bowins, B. (2004). Psychological defense mechanisms: a new perspective. *American Journal of Psychoanalysis, 64*(1), 1–26.

Bowlby, J. (Hrsg.). (1969). *Attachment and loss. Vol. 1.* New York, NY: Basic Books.

Bradley, R., Greene, J., Russ, E., Dutra, L. & Westen, D. (2005). A multidimensional meta-analysis of psychotherapy for PTSD. *American Journal of Psychiatry, 162*(2), 214–227.

Breslau, N., Davis, G. C., Andreski, B. & Peterson, E. (1991). Traumatic events and posttraumatic stress disorder in an urban population of young adults. *Arch Gen Psychiatry, 48*, 216–222.

Breslau, N. & Kessler, R. C. (2001). The stressor criterion in DSM-IV posttraumatic stress disorder: an empirical investigation. *Biol Psychiatry, 50*(9), 699–704.

Brewin, C. R. (2016). Coherence, disorganization, and fragmentation in traumatic memory reconsidered: A response to Rubin et al. (2016). *J Abnorm Psychol, 125*(7), 1011–1017.

Brewin, C. R., Andrews, B. & Valentine, J. D. (2000). Meta-analysis of risk factors for posttraumatic stress disorder in trauma-exposed adults. *Journal of consulting and clinical psychology, 68*(5), 748–766.

Brewin, C. R., Gregory, J. D., Lipton, M. & Burgess, N. (2010). Intrusive images in psychological disorders: characteristics, neural mechanisms, and treatment implications. *Psychol Rev, 117*(1), 210–232.

Brewin, C. R., Lanius, R. A., Novac, A., Schnyder, U. & Galea, S. (2009). Reformulating PTSD for DSM-V: life after criterion A. *J Trauma Stress, 22*(5), 366–373.

Brisch, K. H. & Hellbrügge, T. (Hrsg.). (2012). *Bindung und Trauma. Risiken und Schutzfaktoren für die Entwicklung von Kindern.* Stuttgart: Klett-Cotta.

Brom, D., Kleber, R. J. & Defares, P. B. (1989). Brief psychotherapy for posttraumatic stress disorders. *Journal of Consulting and Clinical Psychology, 57*(5), 607–612.

Brotschi, M. (2018, 13. März). Observation von IV-Rentnern ohne Richter möglich. Sozialversicherungen dürfen Detektive für Ton- und Bildaufnahmen einsetzen. *Tagesanzeiger*. Zugriff am 05.11.2019 unter https://www.tagesanzeiger.

ch/schweiz/standard/observation-von-ivrentnern-ohne-richter-moeglich/story/13132315

Brunner, M. (2010). *Zum Begriff des ›kollektiven Traumas‹. Oder: Wie angemessen über das Leid von Menschen sprechen in Zeiten inflationierender Opferdiskurse? (Vortrag im Rahmen des Donnerstagscolloquium an der Sigmund Freud Universität Wien, 14. Jan. 2010).* Zugriff am 05.11.2019 unter *http://www.agpolpsy.de/wp-content/uploads/2010/06/vortrag-kollektive-traumata-sfu.pdf*

Bryant, R. A. & Chan, I. (2017). Activating attachment representations during memory retrieval modulates intrusive traumatic memories. *Conscious Cogn, 55*, 197–204.

Bryant, R. A. & Guthrie, R. M. (2007). Maladaptive self-appraisals before trauma exposure predict posttraumatic stress disorder. *Journal of Consulting and Clinical Psychology, 75*(5), 812–815.

Bryant, R. A., O'Donnell, M. L., Creamer, M., McFarlane, A. C. & Silove, D. (2011). Posttraumatic intrusive symptoms across psychiatric disorders. *J Psychiatr Res, 45*(6), 842–847.

Burstein, A. (1984). Dream disturbance and flashbacks. *J Clin Psychiatry, 45*, 46.

Burstein, A. (1985). Posttraumatic flashbacks, dream disturbances, and mental imagery. *J Clin Psychiatry, 46*(9), 374–378.

Caspi, A., Houts, R. M., Belsky, D. W., Goldman-Mellor, S. J., Harrington, H., Israel, S. et al. (2014). The p Factor: One general psychopathology factor in the structure of psychiatric disorders?. *Clinical psychological science, 2*(2), 119–137.

Chance, S. E., Bakeman, R., Kaslow, N. J., Farber, E. & Burge-Callaway, K. (2000). Core conflictual relationship themes in patients diagnosed with borderline personality disorder who attempted, or who did not attempt, suicide. *Psychotherapy Research, 10*(3), 337–355.

Chen, L., Zhang, G., Hu, M. & Liang, X. (2015). Eye movement desensitization and reprocessing versus cognitive-behavioral therapy for adult posttraumatic stress disorder: systematic review and meta-analysis. *J Nerv Ment Dis, 203*(6), 443–451.

Chinen, A. B. (1987). Symbolic modes in object relations: A semiotic perspective. *Psychoanalysis and Contemporary Thought, 10*, 373–406.

Christiansen, D. M., Olff, M. & Elklit, A. (2014). Parents bereaved by infant death: sex differences and moderation in PTSD, attachment, coping and social support. *Gen Hosp Psychiatry, 36*(6), 655–661.

Clarkin, J. F., Yeomans, F. E. & Kernberg, O. F. (2006). *Psychotherapy for borderline personality: focusing on object relations*. Arlington, VA: American Psychiatric Publishing.

Cloitre, M., Stovall-McClough, K. C., Nooner, K., Zorbas, P., Cherry, S., Jackson, C. L. et al. (2010). Treatment for PTSD related to childhood abuse: a randomized controlled trial. *Am J Psychiatry, 167*(8), 915–924.

Cox, K. S., Resnick, H. S. & Kilpatrick, D. G. (2014). Prevalence and correlates of posttrauma distorted beliefs: Evaluating DSM-5 PTSD expanded cognitive symptoms in a national sample. *Journal of Traumatic Stress, 27*(3), 299–306.

Crepaldi, G. (2013). Bion und Kant. Psychoanalytisch-philosophische Überlegungen zu »O« als »Ding an sich«. *Psyche, 67*, 432–457.

Crespo, M. & Fernandez-Lansac, V. (2016). Memory and narrative of traumatic events: A literature review. *Psychol Trauma, 8*(2), 149–156.

Dahl, G. (2018). Ein zweiter Fall von Nachträglichkeit. Aus der wissenschaftlichen Korrespondenz zwischen Sigmund Freud und Karl Abraham. *Psyche, 72* (5), 342–373.

Danckwardt, J. F. (2010). Über die allmähliche Verfertigung neuer Theorien in psychoanalytischen Prozessen am Beispiel von Sigmund Freuds dritter Traumatheorie, Entdeckung des Widerstands und Synthesetheorie für Setting und Deutung. *Psyche, 64*, 408–436.

Danieli, Y. (1984). Psychotherapist's participation in the conspiracy of silence about the Holocaust. *Psychoanalytic Psychology, 1*(1), 23–42.

Davis, J. L., Byrd, P. & Rhudy, J. L. (2007). Characteristics of chronic nightmares in a trauma-exposed treatment-seeking sample. *Dreaming, 17*(4), 187–198.

De Dassel, T., Wittmann, L., Protic, S., Höllmer, H. & Gorzka, R. J. (2017). Association of posttraumatic nightmares and psychopathology in a military sample. *Psychol Trauma: Theory, Research, Practice, and Policy, 10*(4), 475–481

de Wind, E. (1968). Begegnung mit dem Tod. *Psyche, 22*(6), 423–441.

Deisenhofer, A. K., Delgadillo, J., Rubel, J. A., Bohnke, J. R., Zimmermann, D., Schwartz, B. et al. (2018). Individual treatment selection for patients with posttraumatic stress disorder. *Depress Anxiety, 35*(6), 541–550.

DePrince, A. P. (2005). Social cognition and revictimization risk. *J Trauma Dissociation, 6*(1), 125–141.

Deserno, H. (2003). Zum Verhältnis von Trauma und Konflikt. In M. Leuzinger-Bohleber (Hrsg.), *Trauma, Beziehung und soziale Realität* (S. 33–60). Tübingen: edition diskord.

Dettbarn, I. (2013). »…wenn die Grenze zwischen Phantasie und Wirklichkeit verwischt wird…« (Freud). Skype, das unheimliche Dritte, und Psychoanalyse. *Psyche, 67*, 649–664.

Duke, L. A., Allen, D. N., Rozee, P. D. & Bommaritto, M. (2008). The sensitivity and specificity of flashbacks and nightmares to trauma. *J Anxiety Disord, 22*(2), 319–327.

Eagle, G. & Kaminer, D. (2013). Continuous traumatic stress: Expanding the lexicon of traumatic stress. *Peace and Conflict: Journal of Peace Psychology, 19*(2), 85–99.

Eckert, R., Luborsky, L., Barber, J. P. & Critts-Christoph, P. (1990). The narratives and CCRTs of patients with major depression. In L. L. P. Crits-Christoph (Ed.), *Understanding transference: The core conflictual relationship theme method* (S. 222–234). New York, NY: Basic Books.

Egyed, K., Kiraly, I. & Gergely, G. (2013). Communicating shared knowledge in infancy. *Psychol Sci, 24*(7), 1348–1353.

Ehlers, A., Bisson, J., Clark, D. M., Creamer, M., Pilling, S., Richards, D. et al. (2010). Do all psychological treatments really work the same in posttraumatic stress disorder? *Clinical Psychology Review, 30*(2), 269–276.

Ehlers, A. & Clark, D. M. (2000). A cognitive model of posttraumatic stress disorder. *Behav Res Ther, 38*(4), 319–345.

Ehlers, A., Maercker, A. & Boos, A. (2000). Posttraumatic stress disorder following political imprisonment: the role of mental defeat, alienation, and perceived permanent change. *J Abnorm Psychol, 109*(1), 45–55.

Eissler, K. R. (1953). The effect of the structure of the ego on psychoanalytic technique. *Journal of the American Psychoanalytic Association, 1*(1), 104–143.

Eissler, K. R. (1963). Die Ermordung von wievielen seiner Kinder muss ein Mensch symptomfrei ertragen können, um eine normale Konstitution zu haben? *Psyche – Zeitschrift für Psychoanalyse, 17*(5), 241–291.

Eissler, K. R. (1966). Bemerkungen zur Technik der psychoanalytischen Behandlung Pubertierender nebst einigen Überlegungen zum Problem der Perversion. *Psyche, 20*(10), 837–872.

Eitinger, L. (1972). *Concentration camp survivors in Norway and Israel.* Den Haag: Martinus Nyhoff.

Erikson, K. (1976). *Everything in its path.* New York, NY: Simon and Schuster.

Erikson, K. (1991). Notes on trauma and community. *American Imago, 48*(4), 455–472.

Etchegoyen, R. H. (1999). *The fundamentals of psychoanalytic technique.* London: Karnac.

Fearon, P., Shmueli-Goetz, Y., Viding, E., Fonagy, P. & Plomin, R. (2014). Genetic and environmental influences on adolescent attachment. *J Child Psychol Psychiatry, 55*(9), 1033–1041.

Fernando, J. (2012). Trauma und der Zeroprozess. *Psyche, 66*, 1043–1073.

Figley, C. R. (Ed.). (1995). *Compassion Fatigue. Coping with secondary stress disorder in those who treat the traumatized.* New York, NY: Brunner-Routledge.

Fischer, G. & Riedesser, P. (2009). *Lehrbuch der Psychotraumatologie.* München: Ernst Reinhardt Verlag.

Fischer, P. (1986). Familienauftritte. Goethes Phantasiewelt und die Konstruktion des Werther-Romans. *Psyche, 40*(6), 527–556.

Fitzgerald, J. M., DiGangi, J. A. & Phan, K. L. (2018). Functional neuroanatomy of emotion and its regulation in PTSD. *Harv Rev Psychiatry, 26*(3), 116–128.

Foa, E., Hembree, E. A. & Rothbaum, B. O. (2007). *Prolonged exposure therapy for PTSD: emotional processing of traumatic experiences: therapist guide.* New York, NY: Oxford University Press.

Foa, E. B., Hembree, E. A., Cahill, S. P., Rauch, S. A., Riggs, D. S., Feeny, N. C. et al. (2005). Randomized trial of prolonged exposure for posttraumatic stress disorder with and without cognitive restructuring: outcome at academic and community clinics. *J Consult Clin Psychol, 73*(5), 953–964.

Fonagy, P. (2009). *Bindungstheorie und Psychoanalyse.* Stuttgart: Klett-Cotta.

Fonagy, P. & Allison, E. (2014). The role of mentalizing and epistemic trust in the therapeutic relationship. *Psychotherapy, 51*, 372–380.

Fonagy, P. & Bateman, A. (2008). The development of borderline personality disorder– a mentalizing model. *J Pers Disord, 22*(1), 4–21.

Fonagy, P., Bateman, A. W. & Luyten, P. (2015). Einführung und Übersicht. In A. W. Bateman & P. Fonagy (Hrsg.), *Handbuch Mentalisieren* (S. 23–66). Gießen: Psychosozialverlag.

Fonagy, P., Luyten, P., Allison, E. & Campbell, C. (2017). What we have changed our minds about: Part 2. Borderline personality disorder, epistemic trust and the developmental significance of social communication. *Borderline Personality Disorder and Emotion Dysregulation, 4*(9), DOI 10.1186/s40479-40017-40062-40478.

Ford, J. D., Fisher, P. & Larson, L. (1997). Object relations as a predictor of treatment outcome with chronic posttraumatic stress disorder. *Journal of Consulting and Clinical Psychology, 65*(4), 547–559.

Fosse, M. J., Fosse, R., Hobson, J. A. & Stickgold, R. J. (2003). Dreaming and episodic memory: a functional dissociation?. *J Cogn Neurosci, 15*(1), 1–9.

Fraley, R. C. (2002). Attachment stability from infancy to adulthood: Meta-analysis and dynamic modeling of developmental mechanisms. *Personality and Social Psychology Review, 6*(2), 123–151.

Freese, F., Wiese, M., Knaust, T., Schredl, M., Schulz, H., De Dassel, T. et al. (2018). Comparison of dominant nightmare types in patients with different mental disorders. *International Journal of Dream Research, 11*, 1–5.

Freud, A. (1967). Eine Diskussion mit René Spitz. *Psyche, 21*(1), 4–15

Freud, S. (1894). *Die Abwehr-Neuropsychosen. G. W. Bd. I, 59–74.*

Freud, S. (1895). *Entwurf einer Psychologie. G. W. Nachtragsband, 387–477.*

Freud, S. (1900). *Die Traumdeutung. G. W. Bd. II/III.*

Freud, S. (1905). *Bruchstück einer Hysterie-Analyse. G. W. Bd. V, 163–286* (Bd. VI).

Freud, S. (1912). *Ratschläge für den Arzt bei der psychoanalytischen Behandlung. G. W. Bd. VIII, 376–387.*

Freud, S. (1913). *Zur Einleitung der Behandlung. G. W. Bd. VIII, 454–478.*

Freud, S. (1914). *Zur Geschichte der psychoanalytischen Bewegung. G. W. Bd. X, 44–113.*

Freud, S. (1920). *Jenseits des Lustprinzips. G. W. Bd. XIII, 3–69.*

Freud, S. (1923). *Das Ich und das Es. G. W. Bd. XIII, 237–289.*

Freud, S. (1937). *Die endliche und die unendliche Analyse. G. W. Bd. 16, 59–99.*

Freud, S. (1937). *Konstruktionen in der Analyse. G. W. Bd. XVI, 43–56.*

Freud, S. (1958/1914). *Erinnern, Wiederholen und Durcharbeiten. G. W. Bd. X, 126–136.*

Freud, S. & Breuer, J. (1895/1987). *Studien über Hysterie*. Frankfurt a. M.: S. Fischer.

Friedman, M. J., Resick, P. A., Bryant, R. A. & Brewin, C. R. (2011). Considering PTSD for DSM-5. *Depress Anxiety, 28*(9), 750–769.

Friedrichs, H. (1950). Das psychische Trauma. *Psyche, 3*(11), 818–831.

Galatzer-Levy, I. R., Ankri, Y., Freedman, S., Israeli-Shalev, Y., Roitman, P., Gilad, M. et al. (2013). Early PTSD symptom trajectories: persistence, recovery, and response to treatment: results from the Jerusalem Trauma Outreach and Prevention Study (J-TOPS). *PLoS One, 8*(8), e70084.

Gardner, S. E. & Orner, R. J. (2009). Searching for a new evidence base about repetitions. An exploratory survey of patients' experiences of traumatic dreams before, during and after therapy. *Counselling and Psychotherapy Research, 9*(1), 27–32.

Gergely, G. (2018, March). *Clinical workshop on Psychotherapy and the communication paradigm: Epistemic Trust and Vigilance, Mentalization and Mentalized Affectivity at the Internatonal Psychoanalyic University, Berlin.*

Gerger, H., Munder, T. & Barth, J. (2014). Specific and nonspecific psychological interventions for PTSD symptoms: a meta-analysis with problem complexity as a moderator. *Journal of Clinical Psychology, 70*(7), 601–615.

Gersons, B. P., Carlier, I. V., Lamberts, R. D. & van der Kolk, B. A. (2000). Randomized clinical trial of brief eclectic psychotherapy for police officers with posttraumatic stress disorder. *Journal of Traumatic Stress, 13*(2), 333–347.

Gersons, B. P., Meewisse, M.-L., Nijdam, M. J. & Olff, M. (2011). *Protocol Brief Eclectic Psychotherapy for Posttraumatic Stress Disorder (BEPP).* Amsterdam: Academic Medical Center.

Gilboa-Schechtman, E., Foa, E. B., Shafran, N., Aderka, I. M., Powers, M. B., Rachamim, L. et al. (2010). Prolonged exposure versus dynamic therapy for adolescent PTSD: a pilot randomized controlled trial. *Journal of the American Academy of Child and Adolescent Psychiatry, 49*(10), 1034–1042.

Gill, M. M. (1982). *Analysis of transference,Vol. 1: theory and technique.* New York, NY: International Universities Press.

Goeppert, S. & Goeppert, H. C. (1973). *Sprache und Psychoanalyse.* Reinbek: Rowohlt.

Gold, S. D., Marx, B. P., Soler-Baillo, J. M. & Sloan, D. M. (2005). Is life stress more traumatic than traumatic stress? *Journal of Anxiety Disorders, 19*(6), 687–698.

Gorzka, R.-J., Rebling, K., Höllmer, H., Schulz, H., Knaust, T., Protic, S. et al. (2019). Psychometric evaluation of the Hamburg Nightmare Questionnaire (HFQ). *European Journal of Psychotraumatology, https://doi.org/10.1080/20008198.2019.1592393.*

Gradus, J. L., Bozi, I., Antonsen, S., Svensson, E., Lash, T. L., Resick, P. A. et al. (2014). Severe stress and adjustment disorder diagnoses in the population of Denmark. *J Trauma Stress, 27*(3), 370–374.

Gräser, H. (2008). *Methodentraining der Fachgruppe Entwicklungspsychologie der DGPs: Moderne Verfahren in der Veränderungsmessung Teil II (Universität Koblenz-Landau, 04.-05. April 2008).*

Greenson, R. R. (1967). *The technique and practice of psychoanalysis* (Bd. 1). New York, NY: International University Press.

Grinberg, L. (1962). On a specific aspect of countertransference due to the patient's projective identification. *Int J Psychoanal, 43*, 436–440.

Grinker, R. R. & Spiegel, J. P. (1945). *War neuroses*. Philadelphia, PA: Blakiston.

Grote, K. (2016). *Trauma und Mentalisierung*: MA-Arbeit International Psychoanalytic University Berlin.

Grothe, C., Bering, R., Spiess, R., Lüneburg, E. & Fischer, G. (2003). Mehrdimensionale psychodynamische Traumatherapie (MPTT): Forschungsergebnisse zur Standardversion. *Zeitschrift für Psychotraumatologie, Psychotherapiewissenschaft und Psychologische Medizin, 1*(2), 27–42.

Grubrich-Simitis, I. (1979). Extremtraumatisierung als kumulatives Trauma. *Psyche, 33*(11), 991–1023.

Grubrich-Simitis, I. (1987). Trauma oder Trieb – Trieb und Trauma. Lektionen aus Sigmund Freuds phylogenetischer Phantasie von 1915. *Psyche, 41*(11), 992–1023.

Grünberg, K. & Markert, F. (2016). Child Survivors – geraubte Kindheit. Szenisches Erinnern der Shoah bei Überlebenden, die als jüdische Kinder oder Jugendliche Opfer der Nazi-Verfolgungen waren. *Psyche, 70*, 411–440.

Grunberger, B. (1958). Über-Ich und Narzissmus in der analytischen Situation. *Psyche*(12), 270–290.

Grunert, U. (1977). Narzißtische Restitutionsversuche im Traum. *Psyche, 31*(12), 1057–1078.

Gülich, E. & Schöndienst, M. (2015). Brüche in der Kohärenz bei der narrativen Rekonstruktion von Krankheitserfahrungen. Konversationsanalytische und klinische Aspekte. In C. E. Scheidt, G. Lucius-Hoene, A. Stukenbrock & E. Waller (Hrsg.), *Narrative Bewältigung von Trauma und Verlust* (S. 121–134). Stuttgart: Schattauer.

Györi, I. (1969). Psychische Störungen bei Überlebenden der Verfolgung; Beobachtungen in einer Poliklinik in Israel. *Psyche, 23*(7), 517–531.

Haley, S. A. (1974). When the patient reports atrocities. Specific treatment considerations of the Vietnam veteran. *Archives of General Psychiatry, 30*, 191–196.

Halligan, S. L., Michael, T., Clark, D. M. & Ehlers, A. (2003). Posttraumatic stress disorder following assault: the role of cognitive processing, trauma memory, and appraisals. *Journal of Consulting and Clinical Psychology, 71*(3), 419–431.

Hamburger, A. (2017). Genocidal trauma. Individual and social consequences of assault on the mental and physical life of a group. In D. Laub & A. Hamburger (Ed.), *Psychoanalysis, Social Trauma, Testimony: Unwanted Memory and the Holocaust* (S. 66–91). London: Routledg.

Hamburger, A. (Ed.). (2018). *Trauma, Trust and Memory. Social Trauma and Reconciliation in Psychoanalysis, Psychotherapy, and Cultural Memory*. London: Routledge.

Hansen, B. T., Dinesen, P. T. & Ostergaard, S. D. (2017). Increased incidence rate of trauma- and stressor-related disorders in Denmark after the Breivik attacks in Norway. *Epidemiology, 28*(6), 906–909.

Hansen, B. T., Ostergaard, S. D., Sonderskov, K. M. & Dinesen, P. T. (2016). Increased incidence rate of trauma- and stressor-related disorders in Denmark after the September 11, 2001, Terrorist attacks in the United States. *Am J Epidemiol, 184*(7), 494–500.

Hartmann, E. (1998). Nightmare after trauma as paradigm for all dreams: a new approach to the nature and functions of dreaming. *Psychiatry, 61*(3), 223–238.

Haviland, M. G., Sonne, J. L. & Woods, L. R. (1995). Beyond posttraumatic stress disorder: object relations and reality testing disturbances in physically and sexually abused adolescents. *J Am Acad Child Adolesc Psychiatry, 34*(8), 1054–1059.

Hayes, J. A., Gelso, C. J. & Hummel, A. M. (2011). Managing countertransference. *Psychotherapy (Chic), 48*(1), 88–97.

Heim, N. (2018). *Funktion von Vermeidung im Rahmen unterschiedlicher Störungsbilder – eine qualitative Studie*: MA-Arbeit International Psychoanalytic University Berlin.

Heimann, P. (1966). Bemerkungen zum Arbeitsbegriff in der Psychoanalyse. *Psyche, 20*(5), 321–366.

Hensel-Dittmann, D., Schauer, M., Ruf, M., Catani, C., Odenwald, M., Elbert, T. et al. (2011). Treatment of traumatized victims of war and torture: a randomized controlled comparison of narrative exposure therapy and stress inoculation training. *Psychotherapy and Psychosomatics, 80*(6), 345–352.

Herman, J. L. (1992). *Trauma and recovery*. New York, NY: Basic Books.

Hinton, D. E., Hinton, A. L., Pich, V., Loeum, J. R. & Pollack, M. H. (2009). Nightmares among cambodian refugees: the breaching of concentric ontological security. *Cult Med Psychiatry, 33*(2), 219–265.

Hoge, C. W., Yehuda, R., Castro, C. A., McFarlane, A. C., Vermetten, E., Jetly, R. et al. (2016). Unintended consequences of changing the definition of posttraumatic stress disorder in DSM-5: Critique and call for action. *JAMA Psychiatry, 73*(7), 750–752.

Horowitz, M. J. (1976). *Stress response syndromes*. New York, NY: Jason Aronson.

Horowitz, M. J., Marmar, C. R., Weiss, D. S., Kaltreider, N. B. & Wilner, N. R. (1986). Comprehensive analysis of change after brief dynamic psychotherapy. *Am J Psychiatry, 143*(5), 582–589.

Hurvich, M. (2015). Vernichtungsängste – traumatische Ängste. *Psyche, 69*, 797–825.

Hutson, S. P., Hall, J. M. & Pack, F. L. (2015). Survivor guilt: analyzing the concept and its contexts. *ANS Adv Nurs Sci, 38*(1), 20–33.

Itzkowitz, S. (2015). The dissociative turn in psychoanalysis. *American Journal of Psychoanalysis, 75*, 145–153.

Janoff-Bulman, R. (1992). *Shattered Assumptions. Towards a New Psychology of Trauma*. New York, NY: The Free Press.

Janus, L. (2013). Kommentar zu Gerhard Schneiders »Die Psychoanalyse ist ein Humanismus«. *Psyche, 67*, 60–66.

Jung, K. & Steil, R. (2013). A randomized controlled trial on cognitive restructuring and imagery modification to reduce the feeling of being contaminated in adult survivors of childhood sexual abuse suffering from Posttraumatic Stress Disorder. *Psychotherapy and Psychosomatics, 82*, 213–220.

Jurist, E. L. (2005). Mentalized affectivity. *Psychoanalytic Psychology, 22*(3), 426–444.

Kaiser, T. & Laireiter, A. R. (2018). Daily dynamic assessment and modelling of intersession processes in ambulatory psychotherapy: A proof of concept study. *Psychotherapy Research, 16*, 1–12.

Kardiner, A. (1941). *The traumatic neuroses of war*. New York,NY: Hoeber.

Keilson, H. (2005). *Sequentielle Traumatisierung bei Kindern. Untersuchung zum Schicksal jüdischer Kriegswaisen* (2). Gießen: Psychosozial-Verlag.

Kempe, S. (2015). *Untersuchung posttraumatischer Träume einer Gruppe von Soldaten*. BA-Arbeit International Psychoanalytic University Berlin.

Kennedy, R. (2016). Furcht vor Fremden: Wessen Zuhause ist das hier? *Psyche, 70* (9), 805–824.

Kernberg, O. F. (2013, November). *Abschied von der Dogmatik einer Theorie der Technik.* Paper presented at the Symposium »Persönliche Stile in Psychoanalysen«, Berlin.

Kessler, R. C., Sonnega, A., Bromet, E., Hughes, M. & Nelson, C. B. (1995). Posttraumatic stress disorder in the National Comorbidity Survey. *Archives of General Psychiatry, 52*(12), 1048–1060.

Khan, M. M. R. (1963). The Concept of cumulative trauma. *Psychoanalytic Study of the Child, 18*, 286–306.

Kirkpatrick, L. A. & Hazan, C. (1994). Attachment styles and close relationships: A four-year prospective study. *Personal Relationships, 1*, 123–142.

Kivlighan, D. M., 3rd, Goldberg, S. B., Abbas, M., Pace, B. T., Yulish, N. E., Thomas, J. G. et al. (2015). The enduring effects of psychodynamic treatments vis-a-vis alternative treatments: A multilevel longitudinal meta-analysis. *Clin Psychol Rev, 40*, 1–14.

Kläui, C. (2008). *Psychoanalytisches Arbeiten*. Bern: Huber.

Kläui, C. (2010). Norm, Normalität und das Ende der Analyse. *Zeitschrift für psychoanalytische Theorie und Praxis, 25*(4), 377–394.

Knellessen, O. (2010). Trauma oder Trieb? Oder: Wie man den Trieb verbildlichen kann. Kurs am Psychoanalytischen Seminar Zürich im Sommersemester 2010.

Kovács, Á. M., Téglás, E. & Endress, A. D. (2010). The Social Sense: Susceptibility to others' beliefs in human infants and adults. *Science, 330* 1830–1834.

Kraemer, B., Wittmann, L., Jenewein, J., Maier, T. & Schnyder, U. (2009). Is the stressor criterion dispensable?: A contribution to the criterion. A debate from a swiss sample of survivors of the 2004 tsunami. *Psychopathology, 42*(5), 333–336.

Kramer, M., Schoen, L. S. & Kinney, L. (1984). The dream experience in dream-disturbed vietnam veterans. In B. A. Van der Kolk (Hrsg.), *Posttraumatic stress disorder: Psychological and biological sequelae* (S. 81–95). Washington, DC: American Psychiatric Press.

Krupnick, J. L., Green, B. L., Stockton, P., Miranda, J., Krause, E. & Mete, M. (2008). Group interpersonal psychotherapy for low-income women with posttraumatic stress disorder. *Psychother Res, 18*(5), 497–507.

Krupnick, J. L., Melnikoff, E. & Reinhard, M. (2016). A pilot study of interpersonal psychotherapy for PTSD in women veterans. *Psychiatry, 79*(1), 56–69.

Krystal, H. (Hrsg.). (1968). *Massive psychic trauma.* New York, NY: International Universities Press.

Küchenhoff, J. (2004). Verlust des Selbst, Verlust des Anderen – die doppelte Zerstörung von Nähe und Ferne im Trauma. *Psyche, 58*, 811–835.

Kudler, H. (2012). A psychodynamic conceptualization of retraumatization. In M. P. Duckworth & V. M. Follette (Ed.), *Retraumatization: Assessment, treatment and prevention* (S. 33–60). New York, NY: Routledge.

Kudler, H. S., Krupnick, J. L., Blank, A. S., Herman, J. L. & Horowitz, M. J. (2009). Psychodynamic therapy for adults. In E. Foa (Ed.), *Effective treatments for PTSD* (S. 346–369). New York, NY: Guilford Press.

Kuster, M. (2008). »Ich persönlich werde wohl die <klassischen> Analysen weitermachen…« (Freud 1924). *Journal für Psychoanalyse, 49*, 27–45.

Lampe, A., Mitmansgruber, H., Gast, U., Schüssler, G. & Reddemann, L. (2008). Therapieevaluation der Psychodynamisch Imaginativen Traumatherapie (PITT) im stationären Setting. *Neuropsychiatrie, 22*(3), 189–197.

Lang, H. (2017). Zwang und Narzissmus. *Psyche, 71*(8), 687–703.

Lang, P. J. (1979). A bio-informational theory of emotional imagery. *Journal of Psychophysiology, 16*, 495–512.

Lanius, R. A., Brand, B., Vermetten, E., Frewen, P. A. & Spiegel, D. (2012). The dissociative subtype of posttraumatic stress disorder: rationale, clinical and neurobiological evidence, and implications. *Depress Anxiety, 29*(8), 701–708.

Lanius, R. A., Vermetten, E., Loewenstein, R. J., Brand, B., Schmahl, C., Bremner, J. D. et al. (2010). Emotion modulation in PTSD: Clinical and neurobiological evidence for a dissociative subtype. *Am J Psychiatry, 167*(6), 640–647.

Lansky, M. R. (1991). The transformation of affect in posttraumatic nightmares. *Bulletin of the Menninger Clinic, 55*(4), 470–490.

Lansky, M. R. & Bley, C. R. (1995). *Posttraumatic nightmares: Psychodynamic explorations.* Hillsdale, NJ: Analytic Press.

Laub, D. (2000). Eros oder Thanatos? Der Kampf um die Erzählbarkeit des Traumas. *Psyche, 54*(9), 860–894.

Laub, D. & Auerhahn, N. C. (1989). Failed empathy – a central theme in the survivor's Holocaust experience. *Psychoanalytic Psychology, 6*(4), 377–400.

Laub, D. & Auerhahn, N. C. (1991). Zentrale Erfahrung des Überlebenden: Die Versagung von Mitmenschlichkeit. In H. Stoffels (Hrsg.), *Schicksale der Verfolgten. Psychische und somatische Auswirkungen von Terrorherrschaft* (S. 254–276). Berlin: Springer.

Lehmacher, A. T. K. (2013). *Trauma-Konzepte im historischen Wandel: Ein Beitrag zur Rezeptionsgeschichte der Posttraumatic-Stress Disorder in Deutschland (1980–1991)* Inaugural-Dissertation zur Erlangung des Doktorgrades der Hohen Medizinischen Fakultät der Rheinischen Friedrich-Wilhelms-Universität Bonn.

Levin, R. & Nielsen, T. A. (2007). Disturbed dreaming, posttraumatic stress disorder, and affect distress: a review and neurocognitive model. *Psychol Bull, 133* (3), 482–528.

Lewin, T. J., Carr, V. J. & Webster, R. A. (1998). Recovery from post-earthquake psychological morbidity: who suffers and who recovers? *Aust N Z J Psychiatry, 32*(1), 15–20.

Lewis, C., Roberts, N. P., Bethell, A., Robertson, L. & Bisson, J. I. (2018). Internet-based cognitive and behavioural therapies for post-traumatic stress disorder (PTSD) in adults. *Cochrane Database Syst Rev, 12*, CD011710.

Lifton, R. J. (1973). *Home from the war: Vietnam veterans: neither victims nor executioners.* New York, NY: Simon and Schuster.

Lillengren, P. (2018). *Comprehensive compilation of randomized controlled trials (RCTs) involving psychodynamic treatments and interventions.* Zugriff am 03.05.2019 unter https://www.researchgate.net/publication/317335876_Comprehensive_compilation_of_randomized_controlled_trials_RCTs_involving_psychodynamic_treatments_and_interventions

Lindauer, R. J., Gersons, B. P., van Meijel, E. P., Blom, K., Carlier, I. V., Vrijlandt, I. et al. (2005). Effects of brief eclectic psychotherapy in patients with posttraumatic stress disorder: randomized clinical trial. *Journal of Traumatic Stress, 18*(3), 205–212.

Lindy, J. (1988). *Vietnam: a casebook.* New York, NY: Brunner/Mazel.

Lorenzer, A. (1965). Ein Abwehrsyndrom bei traumatischen Verläufen *Psyche, 18* (11), 685–700.

Lorenzer, A. (1966). Zum Begriff der »Traumatischen Neurose«. *Psyche, 20*(7), 481–492.

Lorenzer, A. & Thomä, H. (1965). Über die zweiphasige Symptomentwicklung bei traumatischen Neurosen. *Psyche, 18*(11), 674–684.

Lorke, B. & Ehlert, M. (1988). Zur Psychodynamik der traumatischen Reaktion. *Psyche, 42*(6), 502–532.

Luborsky, L., Diguer, L., Seligman, D. A., Rosenthal, R., Krause, E. D., Johnson, S. et al. (1999). The researcher's own therapy allegiances: A ›wild card‹ in comparisons of treatment efficacy. *Clinical Psychology: Science and Practice, 6*(1), 95–106.

Lyssenko, L., Schmahl, C., Bockhacker, L., Vonderlin, R., Bohus, M. & Kleindienst, N. (2018). Dissociation in psychiatric disorders: A meta-analysis of studies using the dissociative experiences scale. *American Journal of Psychiatry, 175*, 37–46.

Maercker, A., Brewin, C. R., Bryant, R. A., Cloitre, M., van Ommeren, M., Jones, L. M. et al. (2013). Diagnosis and classification of disorders specifically associated with stress: proposals for ICD-11. *World Psychiatry, 12*(3), 198–206.

Maier, T. & Müller, J. (2009). Andauernde Persönlichkeitsänderung nach Extrembelastung. Sinnvolle und nützliche Diagnose? *Trauma & Gewalt, 3*(1), 50–60.

Markowitz, J. C., Petkova, E., Neria, Y., Van Meter, P. E., Zhao, Y., Hembree, E. et al. (2015). Is exposure necessary? A randomized clinical trial of interpersonal psychotherapy for PTSD. *American journal of psychiatry, 172*(5), 430–440.

Markowitz, J. C., Svartberg, M. & Swartz, H. A. (1998). Is IPT time-limited psychodynamic psychotherapy? *Journal of Psychotherapy Practice and Research, 7*(3), 185–195.

Marks, S. (2009). *Scham – ein Thema für alle, die mit Menschen arbeiten. Vortrag von Dr. Stephan Marks am 3. November 2009 am Zentrum für Lehre und Forschung, Universitätsspital Basel.Zugriff am 16.03.2017* unter: http://www.psychosomatik-basel.ch/deutsch/bildung/dienstagmittagfortbildung/pdf/2009/marks031109v.pdf

Marmar, C. R., Horowitz, M. J., Weiss, D. S., Wilner, N. R. & Kaltreider, N. B. (1988). A controlled trial of brief psychotherapy and mutual-help group treatment of conjugal bereavement. *American Journal of Psychiatry, 145*(2), 203–209.

McFarlane, A. (2004). Assessing PTSD and comorbidity: issues in differential diagnoses. In J. P. Wilson & B. Drozdek (Ed.), *Broken spirits. The treatment of traumatized asylum seekers, refugees, war and torture victims* (S. 81–103). New York,NY: Brunner-Routledge.

Mellman, T., David, D., Bustamante, V., Torres, R. & Fins, A. (2001). Dreams in the acute aftermath of trauma and their relationship to PTSD. *J Trauma Stress, 14*(1), 241–247.

Merckelbach, H., Dekkers, T., Wessel, I. & Roefs, A. (2003). Amnesia, flashbacks, nightmares, and dissociation in aging concentration camp survivors. *Behav Res Ther, 41*(3), 351–360.

Mikulincer, M., Ein-Dor, T., Solomon, Z. & Shaver, P. R. (2011). Trajectories of attachment insecurities over a 17-year period: a latent growth curve analysis of the impact of war captivity and posttraumatic stress disorder. *Journal of Social and Clinical Psychology, 30*(9), 960–984.

Minsky, M. (1988). *The Society of mind.* New York, NY: Simon and Schuster.

Miragoli, S., Camisasca, E. & Di Blasio, P. (2017). Narrative fragmentation in child sexual abuse: The role of age and post-traumatic stress disorder. *Child Abuse Negl, 73*, 106–114.

Mitchell, J. (2017). Warum Geschwister? Das »Geschwistertrauma« und das »Gesetz der Mutter« auf der »horizontalen« Achse. *Psyche, 71*, 812–840.

Mitscherlich, A. (1954). Zur psychoanalytischen Auffassung psychosomatischer Krankheitsentstehung. *Psyche, 7*(10), 561–578.

Morgenthaler, F. (2005). *Technik. Zur Dialektik der psychoanalytischen Praxis.* Gießen: Psychosozial-Verlag.

Moser, U. (2013). Was ist eine Mikrowelt? *Psyche, 67*(5), 401–431.

Moser, U. & Hortig, V. (2019). *Mikrowelt Traum: Affektregulierung und Reflexion.* Frankfurt a. M.: Brandes & Apsel.

Moser, U. & von Zeppelin, I. (1996). *Der geträumte Traum*. Stuttgart: Kohlhammer.

Müller, M., Ajdacic-Grossa, V., Rodgersa, S., Kleim, B., Seifritz, E., Vetter, S. et al. (2018). Predictors of remission from PTSD symptoms after sexual and non-sexual trauma in the community: A mediated survival-analytic approach. *Psychiatry Research, 260* 262–271.

Neuner, F. (2015). Mehr als Habituation: Exposition in der Verhaltenstherapie der Traumafolgestörungen. Plenarvortrag an der 20. Zürcher-Psychotraumatologie-Tagung. Abstraktheft (S. 5).

Neuner, F., Schauer, M., Karunakara, U., Klaschik, C., Robert, C. & Elbert, T. (2004). Psychological trauma and evidence for enhanced vulnerability for posttraumatic stress disorder through previous trauma among West Nile refugees. *BMC Psychiatry, 4*, 34.

Nidich, S., Mills, P. J., Rainforth, M., Heppner, P., Schneider, R. H., Rosenthal, N. E. et al. (2018). Non-trauma-focused meditation versus exposure therapy in veterans with post-traumatic stress disorder: a randomised controlled trial. *Lancet Psychiatry, 5*(12), 975–986.

Nijdam, M. J., Gersons, B. P., Reitsma, J. B., de Jongh, A. & Olff, M. (2012). Brief eclectic psychotherapy v. eye movement desensitisation and reprocessing therapy for post-traumatic stress disorder: randomised controlled trial. *British Journal of Psychiatry, 200*(3), 224–231.

Nijdam, M. J. & Wittmann, L. (2015). Psychological and social theories of PTSD. In U. Schnyder & M. Cloitre (Ed.), *Evidence based treatments for trauma-related psychological disorders: A practical guide for clinicians.* (S. 41–61): Basel: Springer International Publishing Switzerland.

Nijenhuis, E. R. & van der Hart, O. (2011). Dissociation in trauma: a new definition and comparison with previous formulations. *J Trauma Dissociation, 12*(4), 416–445.

O'Donnell, M. L., Creamer, M. & Pattison, P. (2004). Posttraumatic stress disorder and depression following trauma: understanding comorbidity. *Am J Psychiatry, 161*(8), 1390–1396.

O'Kearney, R., Hunt, A. & Wallace, N. (2011). Integration and organization of trauma memories and posttraumatic symptoms. *J Trauma Stress, 24*(6), 716–725.

O'Kearney, R. & Perrott, K. (2006). Trauma narratives in posttraumatic stress disorder: a review. *J Trauma Stress, 19*(1), 81–93.

Okey, J. L., McWhirter, J. J. & Delaney, M. K. (2000). The central relationship patterns of male veterans with posttraumatic stress disorder: a descriptive study. *Psychotherapy, 37*(2), 171–179.

Oppenheim, H. (1889). *Die traumatischen Neurosen, nach den in der Nervenklinik der Charité in den letzten 5 Jahren gesammelten Beobachtungen*. Berlin: August Hirschwald.

Ortigo, K. M., Westen, D., Defife, J. A. & Bradley, B. (2013). Attachment, social cognition, and posttraumatic stress symptoms in a traumatized, urban population: evidence for the mediating role of object relations. *J Trauma Stress, 26*(3), 361–368.

Ozer, E. J., Best, S. R., Lipsey, T. L. & Weiss, D. S. (2003). Predictors of posttraumatic stress disorder and symptoms in adults: a meta-analysis. *Psychological Bulletin, 129*(1), 52–73.

Pabst, A., Schauer, M., Bernhardt, K., Ruf, M., Goder, R., Rosentraeger, R. et al. (2012). Treatment of patients with borderline personality disorder and comorbid posttraumatic stress disorder using narrative exposure therapy: a feasibility study. *Psychotherapy and Psychosomatics, 81*(1), 61–63.

Panksepp, J. (1998). *Affective neuroscience: The foundations of human and animal emotions*. New York, NY: Oxford University Press.

Passett, P. (2008). Ein Purist auf Abwegen. *Journal für Psychoanalyse, 49*, 46–61.

Peace, K. A., Porter, S. & ten Brinke, L. (2008). Are memories for sexually traumatic events »special«? A within-subjects investigation of trauma and memory in a clinical sample. *Memory, 16*(1), 10–21.

Peichl, J. (2005). Psychoanalytisch verstehen, neurobiologisch denken, störungsspezifisch handeln. Die innere Gleichung des traumazentrierten Psychotherapeuten. *Psychotherapie, 10*(2), 182–189.

Pelzl, E. (2013). Das Schweigen der Polyglotten. Über Muttersprache, ihren Verlust und fremde Mütter. *Psyche, 67*, 1–22.

Perkonigg, A., Kessler, R. C., Storz, S. & Wittchen, H.-U. (2000). Traumatic events and post-traumatic stress disorder in the community: prevalence, risk factors and comorbidity. *Acta Psychiatrica Scandinavica, 101*(1), 46–59.

Plana, I., Lavoie, M. A., Battaglia, M. & Achim, A. M. (2014). A meta-analysis and scoping review of social cognition performance in social phobia, posttraumatic stress disorder and other anxiety disorders. *J Anxiety Disord, 28*(2), 169–177.

Price, J. L., Hilsenroth, M. J., Callahan, K. L., Petretic-Jackson, P. A. & Bonge, D. (2004). A pilot study of psychodynamic psychotherapy for adult survivors of childhood sexual abuse. *Clinical Psychology and Psychotherapy 11*, 378–391.

Racker, H. (1988). *Transference and countertransference*. London: Karnac.

Raether, M. (1917). Neurosen-Heilungen nach der »Kaufmann-Methode«. *Archiv für Psychiatrie und Nervenkrankheiten, 57*(2), 489–518.

Ramsay, R., Gorst-Unsworth, C. & Turner, S. (1993). Psychiatric morbidity in survivors of organised state violence including torture. A retrospective series. *Br J Psychiatry, 162*, 55–59.

Rank, O. (1924). *Das Trauma der Geburt und seine Bedeutung für die Psychoanalyse*. Leipzig: Internationaler Psychoanalytischer Verlag.

Reddemann, L. (2004). *Psychodynamisch Imaginative Traumatherapie. PITT – das Manual.* Stuttgart: Pfeiffer bei Klett-Cotta.

Regehr, C., Hill, J. & Glancy, G. (2000). Individual predictors of traumatic reactions in firefighters. *The Journal of Nervous and Mental Disease 188*(6), 333–339.

Regehr, C. & Marziali, E. (1999). Response to sexual assault: A relational perspective. *Journal of Nervous & Mental Disease, 187*(10), 618–623.

Resick, P. A., Galovski, T. E., O'Brien Uhlmansiek, M., Scher, C. D., Clum, G. A. & Young-Xu, Y. (2008). A randomized clinical trial to dismantle components of cognitive processing therapy for posttraumatic stress disorder in female victims of interpersonal violence. *Journal of Consulting and Clinical Psychology, 76* (2), 243–258.

Resick, P. A. & Schnicke, M. K. (1993). *Cognitive processing therapy for rape victims: A treatment manual.* Newbury Park, CA: Sage.

Richter, H.-E. (1986). Amerikanismus, Antiamerikanismus – oder was sonst? . *Psyche, 40*(7), 583–599.

Rizvi, S. L. & Linehan, M. M. (2001). Dialectical behavior therapy for personality disorders. *Curr Psychiatry Rep, 3*(1), 64–69.

Roesler, T. A. (1994). Reactions to disclosure of childhood sexual abuse. The effect on adult symptoms. *J Nerv Ment Dis, 182*(11), 618–624.

Rosen, G. M., Spitzer, R. L. & McHugh, P. R. (2008). Problems with the posttraumatic stress disorder diagnosis and its future in DSM V. *Br J Psychiatry, 192*(1), 3–4.

Rosenberg, F. (2010). *Introjekt und Trauma. Einführung in eine integrative psychoanalytische Traumabehandlung.* Frankfurt a. M.: Brandes & Apsel.

Ross, J., Banik, G., Dedova, M., Mikulaskova, G. & Armour, C. (2018). Assessing the structure and meaningfulness of the dissociative subtype of PTSD. *Soc Psychiatry Psychiatr Epidemiol, 53*(1), 87–97.

Roth, S. & Batson, R. (1997). *Naming the shadows: A new approach to individual and group psychotherapy for adult survivors of childhood incest.* New York,NY: The Free Press.

Rubin, D. C., Berntsen, D., Ogle, C. M., Deffler, S. A. & Beckham, J. C. (2016). Scientific evidence versus outdated beliefs: A response to Brewin (2016). *J Abnorm Psychol, 125*(7), 1018–1021.

Ruettner, B., Siegel, A. & Götzmann, L. (2015). »Der Sprung ins Imaginäre«– zur behandlungstechnischen Verwendung psychosomatischer Körpersymptome. *Psyche, 69*, 714–736.

Sachsse, U. (Hrsg.). (2009). *Traumazentrierte Psychotherapie: Theorie, Klinik und Praxis.* Stuttgart: Schattauer.

Sack, M., Zehl, S., Otti, A., Lahmann, C., Henningsen, P., Kruse, J. et al. (2016). A comparison of dual attention, eye movements, and exposure only during eye movement desensitization and reprocessing for Posttraumatic Stress Disorder: Results from a randomized clinical trial. *Psychother Psychosom, 85*(6), 357–365.

Salo, J., Punamaki, R. L. & Qouta, S. (2004). Associations between self and other representations and posttraumatic adjustment among political prisoners. *Anxiety, Stress & Coping, 17*(4), 421–440.

Santana, M. R. M., Zatti, C., Spader, M. L., Malgarim, B. G., Salle, E., Piltcher, R. et al. (2017). Acute stress disorder and defense mechanisms: a study of physical trauma patients admitted to an emergency hospital. *Trends Psychiatry Psychother, 39*(4), 247–256.

Satir, D. A., Thompson-Brenner, H., Boisseau, C. L. & Crisafulli, M. A. (2009). Countertransference reactions to adolescents with eating disorders: relationships to clinician and patient factors. *Int J Eat Disord, 42*(6), 511–521.

Schauer, M., Neuner, F. & Elbert, T. (2005). *Narrative exposure therapy. A short-termin intervention for traumatic stress disorders after war, terror, or torture*. Göttingen: Hogrefe.

Scheidt, C. E., Hasenburg, A., Kunze, M., Waller, E., Pfeifer, R., Zimmermann, P. et al. (2012). Are individual differences of attachment predicting bereavement outcome after perinatal loss? A prospective cohort study. *J Psychosom Res, 73*(5), 375–382.

Scher, C. D., Suvak, M. K. & Resick, P. A. (2017). Trauma cognitions are related to symptoms up to 10 years following cognitive behavioral treatment for posttraumatic stress disorder. *Psychological Trauma, 9*(6), 750–757.

Schnabel, U. & Schneider, F. (2012). Reaktionen auf schwere Belastungen und Anpassungsstörungen (F43). In F. Schneider (Hrsg.), *Facharztwissen Psychiatrie und Psychotherapie* (S. 341–350). Berlin:Springer

Schnurr, P. P., Friedman, M. J., Engel, C. C., Foa, E. B., Shea, M. T., Chow, B. K. et al. (2007). Cognitive behavioral therapy for posttraumatic stress disorder in women: a randomized controlled trial. *JAMA, 297*(8), 820–830.

Schnyder, U. (2005). Why new psychotherapies for posttraumatic stress disorder? *Psychotherapy and Psychosomatics, 74*(4), 199–201.

Schnyder, U., Ehlers, A., Elbert, T., Foa, E. B., Gersons, B. P. R., Resick, P. A. et al. (2015). Psychotherapies for PTSD: what do they have in common? *European Journal of Psychotraumatology, 6: 10.3402/ejpt.v6.28186.*

Schnyder, U., Müller, J., Maercker, A. & Wittmann, L. (2011). Brief Eclectic Psychotherapy for PTSD – a randomized controlled trial. *Journal of Clinical Psychiatry, 72*(4), 564–566.

Schredl, M. (2010). Nightmare frequency and nightmare topics in a representative german sample. *Eur Arch Psychiatry Clin Neurosci, 260*(8), 565–570.

Schreuder, B. J. & Kleijn, W. C. (2001). Intrusive phenomena after psychotrauma. *Italian Journal of Psychiatry and Behavioural Sciences, 11*(1), 29–34.

Schultz-Venrath, U. & Döring, P. (2011). Wie psychoanalytisch ist das Mentalisierungsmodell? Playing with or without the reality of science. *Journal für Psychoanalyse, 52*, 7–27.

Schwob, H. (2014). *Kommentar zu ›Zur Einleutung der Behandlung‹*. Vortrag im Rahmen des Kurses »Mein liebster Freud«, Psychoanalytisches Seminar Zürich, Sommersemester 2014.

Scott, M. J. & Stradling, S. G. (1994). Post-traumatic stress disorder without the trauma. *British Journal of Clinical Psychology, 33*, 71–74.

Sharp, C., Fonagy, P. & Allen, J. G. (2012). Posttraumatic stress disorder: a social-cognitive perspective. *Clinical Psychology: Science and Practice, 19*(3), 229–240.

Shatan, C. F. (1972, May 6). Post-Vietnam Syndrome. *New York Times.* Zugriff am 26.10.2018 unter https://www.nytimes.com/1972/05/06/archives/postvietnam-syndrome.html

Shedler, J. (2010). The efficacy of psychodynamic psychotherapy. *Am Psychol, 65*(2), 98–109.
Shedler, J. (2017). Selling bad therapy to trauma victims. Patients and therapists should ignore new guidelines for treating trauma. Zugriff am 05.11.2019 unter https://www.psychologytoday.com/intl/blog/psychologically-minded/201711/selling-bad-therapy-trauma-victims
Sierra, M., Senior, C., Dalton, J., McDonough, M., Bond, A., Phillips, M. L. et al. (2002). Autonomic response in depersonalization disorder. *Arch Gen Psychiatry, 59*(9), 833–838.
Simmel, E. (1919). Zur Psychoanalyse der Kriegsneurosen. Zweites Koreferat. *Internationale Psychoanalytische Bibliothek, 1*, 42–60.
Smucker, M. R., Grunert, B. K. & Weis, J. M. (2003). Posttraumatic stress disorder: A new algorithm treatment model. In R. L. Leahy (Ed.), *Roadblocks in cognitive-behavioral therapy: Transforming challenges into opportunities for change* (S. 175–194). New York, NY: Guilford Press.
Solomon, Z., Dekel, R. & Mikulincer, M. (2008). Complex trauma of war captivity: a prospective study of attachment and post-traumatic stress disorder. *Psychol Med, 38*(10), 1427–1434.
Southgate, V., Chevallier, C. & Csibra, G. (2010). Seventeen-month-olds appeal to false beliefs to interpret others' referential communication. *Dev Sci, 13*(6), 907–912.
Southgate, V., Senju, A. & Csibra, G. (2007). Action anticipation through attribution of false belief by 2-year-olds. *Psychol Sci, 18*(7), 587–592.
Spiegel, D. (2018). Integrating dissociation. *Am J Psychiatry, 175*(1), 4–5.
Staun, L. (2017). *Mentalisieren bei Depressionen*. Stuttgart: Klett-Cotta.
Sterba, R. (1934). The fate of the ego in analytic therapy. *International Journal of Psychoanalysis, 15*, 117–126.
Stern, D. N. (1985). *The interpersonal world of the infant*. New York, NY: Basic Books.
Stern, M. M. (1972). Trauma, Todesangst und Furcht vor dem Tod. *Psyche, 26*(12), 901–928.
Stern, M. M. (1974). Das Problem der Aggression Bemerkungen über Trieb, Trauma und Tod. *Psyche, 28*(6), 494–507.
Stevens, J. S. & Jovanovic, T. (2019). Role of social cognition in post-traumatic stress disorder: A review and meta-analysis. *Genes Brain Behav, 18*(1), e12518.
Stickgold, R. (2002). EMDR: a putative neurobiological mechanism of action. *J Clin Psychol, 58*(1), 61–75.
Stone, L. (1961). *The psychoanalytic situation. An examination of its development and essential nature*. New York, NY: International University Press.
Strachey, J. (1937). The nature of the therapeutic action of psycho-analysis. *International Journal of Psychoanalysis, 15*(127–159).
Straker, G. & the Sanctuaries Counselling Team. (1987). The continuous traumatic stress syndrome: The single therapeutic interview. *Psychology in Society, 8*, 48–78.

Stukenbrock, A. (2015). Verlustnarrative im Spannungsfeld zwischen erzählter Situation und Erzählsituation: Linguistische Fallanalysen. In C. E. Scheidt, G. Lucius-Hoene, A. Stukenbrock & E. Waller (Hrsg.), *Narrative Bewältigung von Trauma und Verlust* (S. 76–93). Stuttgart: Schattauer.

Swart, M. L., van Schagen, A. M., Lancee, J. & van den Bout, J. (2013). Prevalence of nightmare disorder in psychiatric outpatients. *Psychother Psychosom, 82* (4), 267–268.

Talbot, N. L., Chaudron, L. H., Ward, E. A., Duberstein, P. R., Conwell, Y., O'Hara, M. W. et al. (2011). A randomized effectiveness trial of interpersonal psychotherapy for depressed women with sexual abuse histories. *Psychiatr Serv, 62*(4), 374–380.

Talbot, N. L., Conwell, Y., O'Hara, M. W., Stuart, S., Ward, E. A., Gamble, S. A. et al. (2005). Interpersonal psychotherapy for depressed women with sexual abuse histories: a pilot study in a community mental health center. *J Nerv Ment Dis, 193*(12), 847–850.

Teche, S. P., Barros, A. J. S., Rosa, R. G., Guimarães, L. P., Cordini, K. L., Goi, J. D. et al. (2017). Association between resilience and posttraumatic stress disorder among brazilian victims of urban violence: a cross-sectional case-control study. *Trends Psychiatry Psychother, 39*(2), 116–123.

Terr, L. C. (1979). Children of Chowchilla: a study of psychic trauma. *Psychoanal Study Child, 34*, 547–623.

Terr, L. C. (1983). Chowchilla revisited: the effects of psychic trauma four years after a school-bus kidnapping. *Am J Psychiatry, 140*(12), 1543–1550.

Terr, L. C. (1991). Childhood traumas: an outline and overview. *American Journal of Psychiatry, 148*(1), 10–20.

Turner, K., DeRosa, R., Roth, S., Batson, R. & Davidson, J. (1996). A multi-modal treatment for incest survivors: Preliminary outcome data. *Clinical Psychology and Psychotherapy, 3*(3), 208–219.

Tuval-Mashiach, R., Freedman, S., Bargai, N., Boker, R., Hadar, H. & Shalev, A. Y. (2004). Coping with trauma: narrative and cognitive perspectives. *Psychiatry, 67*(3), 280–293.

Utzon-Frank, N., Breinegaard, N., Bertelsen, M., Borritz, M., Eller, N. H., Nordentoft, M. et al. (2014). Occurrence of delayed-onset post-traumatic stress disorder: a systematic review and meta-analysis of prospective studies. *Scand J Work Environ Health, 40*(3), 215–229.

Van der Hart, O. (1978). *Overgang en bestendiging; over het ontwerpen en voorschrijven van rituelen in psychotherapie [Transition and reinforcing: about the sketch and prescribing rituals in psychotherapy]*. Deventer: Van Loghum Slaterus.

Van der Hart, O. & Horst, R. (1989). The dissociation theory of Pierre Janet. *Journal of Traumatic Stress, 2*(4), 397–412.

Van der Hart, O. & Nijenhuis, E. (2006). *The haunted self. Structural dissociation and the treatment of chronic traumatization*. New York, NY: W. W. Norton & Co Inc.

Van der Hart, O., Nijenhuis, E., Steele, K. & Brown, D. (2004). Trauma-related dissociation: conceptual clarity lost and found. *Aust N Z J Psychiatry, 38*(11–12), 906–914.

Van der Hart, O., Nijenhuis, E. R. S. & Steele, K. (2005). Dissociation: An insufficiently recognized major feature of complex posttraumatic stress disorder. *Journal of Traumatic Stress, 18*(5), 413–423.

Van der Kolk, B. (2007). The history of trauma in psychiatry. In M. J. Friedman, T. M. Keane & P. A. Resick (Ed.), *Handbook of PTSD: science and practice* (S. 19–36). New York, NY: Guilford Press.

Van der Kolk, B. A. & Fisler, R. (1995). Dissociation and the fragmentary nature of traumatic memories: overview and exploratory study. *J Trauma Stress, 8*(4), 505–526.

Van der Velden, P. & Wittmann, L. (2008). The independent predictive value of peritraumatic dissociation for PTSD symptomatology after type I trauma: A review of prospective studies. *Clinical Psychology Review, 28*(6), 1009–1020.

Van der Velden, P. G., Kleber, R. J., Christiaanse, B., Gersons, B. P., Marcelissen, F. G., Drogendijk, A. N. et al. (2006). The independent predictive value of peritraumatic dissociation for postdisaster intrusions, avoidance reactions, and PTSD symptom severity: a 4-year prospective study. *J Trauma Stress, 19*(4), 493–506.

Van Etten, M. L. & Taylor, S. (1998). Comparative efficacy of treatments for posttraumatic stress disorder: a meta-analysis. *Clin Psychol Psychother, 5*, 126–144.

Varvin, S. (2000). Die gegenwärtige Vergangenheit. Extreme Traumatisierung und Psychotherapie. *Psyche, 54*(9), 895–930.

Varvin, S. (2016). Asylsuchende und Geflüchtete: ihre Situation und ihre Behandlungsbedürfnisse. *Psyche, 70*, 825–855.

Varvin, S. (2018). Unser Verhältnis zu Flüchtlingen: Zwischen Mitleid und Entmenschlichung. *Psyche, 72*, 194–215.

Venzlaff, U., Dulz, B. & Sachsse, U. (2009). Zur Geschichte der Psychotraumatologie. In U. Sachsse (Hrsg.), *Traumazentrierte Psychotherapie: Theorie, Klinik und Praxis*. Stuttgart: Schattauer.

Verdeli, H. & Weissman, M. M. (2014). Interpersonal Psychotherapy. In D. Wedding & R. J. Corsini (Ed.), *Current Psychotherapies* (S. 339–372). Belmont, CA: Brooks/Cole.

Vitriol, V. G., Ballesteros, S. T., Florenzano, R. U., Weil, K. P. & Benadof, D. F. (2009). Evaluation of an outpatient intervention for women with severe depression and a history of childhood trauma. *Psychiatric services, 60*(7), 936–942.

Volkan, V. D. (2000). Großgruppenidentität und auserwähltes Trauma. *Psyche, 54* (9–10), 931–953.

von Blarer, A. & Brogle, I. (1983/2003). Der Weg ist das Ziel. Zur Theorie und Metatheorie der psychoanalytischen Technik. *Journal für Psychoanalyse, 23*(1), 7–23.

Vythilingam, M., Nelson, E. E., Scaramozza, M., Waldeck, T., Hazlett, G., Southwick, S. M. et al. (2009). Reward circuitry in resilience to severe trauma: an fMRI investigation of resilient special forces soldiers. *Psychiatry Res, 172*(1), 75–77.

Walther, J. B. (1996). Computer-mediated communication: Impersonal, interpersonal, and hyperpersonal interaction. *Communication Research, 23*(1), 3–43.

Wampold, B. E., Imel, Z. E., Laska, K. M., Benish, S., Miller, S. D., Fluckiger, C. et al. (2010). Determining what works in the treatment of PTSD. *Clinical Psychology Review, 30*(8), 923–933.

Wegner, D. M. (1994). Ironic processes of mental control. *Psychological Review, 101*(1), 34–52.

Wegner, D. M., Wenzlaff, R. M. & Kozak, M. (2004). Dream rebound: the return of suppressed thoughts in dreams. *Psychology Science, 15*(4), 232–236.

Weimer, E., Nilsson-Schönnesson, L. & Ulrich, C. (1989). HIV-Infektion: Trauma und Traumaverarbeitung. *Psyche, 43*(8), 720–735.

Weimer, M. (2017). Zur Diskussion der gruppenanalytischen Matrixmetapher. *Psyche, 71*(12), 1121–1151.

Wilson, J. P. & Lindy, J. (Hrsg.). (1994). *Countertransference in the treatment of PTSD*. New York, NY: Guilford Press.

Wimmer, H. & Perner, J. (1983). Beliefs about beliefs: representation and constraining function of wrong beliefs in young children's understanding of deception. *Cognition, 13*(1), 103–128.

Wittmann, L. (2008). *With body and soul. Five studies on the psychopathological sequelae of accidental injuries*. Lichtenberg: Harland media.

Wittmann, L. (2019). Psychodynamische Aspekte der Psychotherapie bei traumatisierten Geflüchteten. In T. Maier, N. Morina, M. Schick & U. Schnyder (Hrsg.), *Trauma – Flucht – Asyl. Ein praktisches Handbuch* (S. 355–368). Göttingen: Hogrefe.

Wittmann, L. & de Dassel, T. (2015). Posttraumatic nightmares: From scientific evidence to clinical significance. In M. Kramer & M. L. Glucksman (Ed.), *Dream Research. Contributions to Clinical Practice*. New York: Routledge.

Wittmann, L., Ferrajao, P. & Orner, R. (2017). Manual Psychodynamic Trauma Therapy: Treatment rational, technique, and scientific evaluation. Vortrag an der *15th European Conference on Traumatic Stress*, 2.–4. Juni 2017, Odense, Dänemark

Wittmann, L., Halpern, J., Adams, C. B., Orner, R. J. & Kudler, H. (2011). Prolonged exposure and psychodynamic treatment for posttraumatic stress disorder. *J Am Acad Child Adolesc Psychiatry, 50*(5), 521–522; author reply 522–521.

Wittmann, L., Moergeli, H., Martin Soelch, C., Znoj, H. & Schnyder, U. (2008). Comorbidity in PTSD: a structural equation modelling approach. *Comprehensive Psychiatry, 49*, 430–440.

Wittmann, L., Moergeli, H. & Schnyder, U. (2006). Low predictive power of peritraumatic dissociation for PTSD symptoms in accident survivors. *Journal of Traumatic Stress, 19*(5), 639–651.

Wittmann, L. & Schnyder, U. (2014). Integration posttraumatischer Veränderungen – Die Geschichte vom Baum, der unter schlechten Bedingungen aufwachsen musste. In K. Priebe & A. Dyer (Hrsg.), *Metaphern, Geschichten und Symbole in der Traumatherapie* (S. 243–248). Göttingen: Hogrefe.

Wittmann, L., Schredl, M. & Kramer, M. (2007). Dreaming in posttraumatic stress disorder: A critical review of phenomenology, psychophysiology and treatment. *Psychotherapy and psychosomatics, 76*(1), 25–39.

Wittmann, L., Zander, J. & Dale, A. L. (2016). Das Traumgenerierungsmodell von Ulrich Moser und Ilka von Zeppelin. *Forum Psychoanal, 32*, 39–51.

Wittmann, L., Zehnder, D., Schredl, M., Jenni, O. G. & Landolt, M. A. (2010). Posttraumatic nightmares and psychopathology in children after road traffic accidents. *Journal of Traumatic Stress, 23*(2), 232–239.

Wöller, W. (2005). Trauma repetition and revictimization following physical and sexual abuse. *Fortschritte der Neurologie, Psychiatrie, 73*(2), 83–90.

Wöller, W. (2006). *Trauma und Persönlichkeitsstörungen. Psychodynamisch-integrative Therapie*. Stuttgart: Schattauer.

Wöller, W. (2016). Assoziationsmodell. Drittes psychodynamisches Theoriemodell neben Konflikt- und Strukturmodell? *Psychotherapeut 61*, 66–71.

Woodhouse, S., Ayers, S. & Field, A. P. (2015). The relationship between adult attachment style and post-traumatic stress symptoms: A meta-analysis. *Journal of Anxiety Disorders, 35*, 103–117.

Wörner, A. (2016). *Trauma, Posttraumatische Belastungsstörung und Bindung. Ein systematisches Review über den Zusammenhang von Bindungsstil und Psychopathologie nach traumatischen Erfahrungen im Erwachsenenalter*. MA-Arbeit International Psychoanalytic University Berlin.

Wurmser, L. (1981). *The mask of shame*. Baltimore, MD: Johns Hopkins University Press.

Wurmser, L. (2000). *Flucht vor dem Gewissen: Analyse von Über-Ich und Abwehr bei schweren Neurosen*. Göttingen: Vandenhoeck & Ruprecht.

Young-Bruehl, E. & Schwartz, M. (2011). Warum die Psychoanalyse keine Geschichte hat. *Psyche, 65*, 97–118.

Stichwortverzeichnis

N

O

P

R

S

T

U

V

W

Z